受験生の皆さんへ

　過去の問題に取り組む目的は、(1)出題傾向(2)出題方式(3)難易度(4)合格点を知り、これからの受験勉強に役立てることにあります。出題傾向などがつかめれば目的は達成したことになりますが、それを一歩深く進めるのが、受験対策の極意です。

　せっかく志望校の出題と取り組むのですから、本番に即した受験対策の場に活用すべきです。では、どうするのか。

　第一は、実際の入試と同じ制限時間を設定して問題に取り組むこと。試験時間が六十分なら六十分以内で挑戦し、時間配分を感覚的に身に付ける訓練です。

　二番目は、きっちりとした正答チェック。正解出来なかった問題は、正解できるまで、徹底的に攻略する心構えが必要です。間違えた場合は、単なるケアレスミスなのか、知識不足が原因のミスなのか、考え方が根本的に間違えていたためのミスなのか、きちんと確認して、必ず正解が書けるようにしておく。

　正答が手元にある過去問題にチャレンジしながら、正解できなかった問題をほったらかしにする受験生もいます。そのような受験生に限って、他の問題集をやっても、間違いを放置したまま、次の問題、次の問題と単に消化することだけに走っているのではないかと思います。過去問題であれ問題集であれ、間違えた問題は、正解できるまで必ず何度も何度も繰り返しチャレンジする。これが必勝の受験勉強法なことをお忘れなく。

入試問題検討委員会

【本書の内容】

1. 本書は過去6年間の薬学部の公募制推薦入試の問題と解答を収録しています。
2. 英語・化学の問題と解答を収録しています。尚、大学当局より非公表の問題は掲載していません。（平成31年度以降の問題には試験時間を掲載）
3. 現在受験生を指導している、すぐれた現場の先生方による解答解説を掲載しています。
4. 本書は問題の微細な誤りをなくすため、実物の入試問題を大学より提供を受け、そのまま画像化して印刷しています。
5. 解答後の記録、分析のためにチェックシートを掲載しています。　実力分析、課題発見等にご活用ください。（目次の後に掲載しています。コピーをしてご活用ください。）

　尚、本書発行にご協力いただきました先生方に、この場を借り、感謝申し上げる次第です。

目　　次

※　各年度前期1日目の試験問題を掲載しています。

_____年度　　　　大学　　　　学部　　　科目_____

月　　日実施

【問題No.　】	目標	実際	〈評価と気付き〉
時間	分	分	
得点率	％	％	

【問題No.　】	目標	実際	〈評価と気付き〉
時間	分	分	
得点率	％	％	

【問題No.　】	目標	実際	〈評価と気付き〉
時間	分	分	
得点率	％	％	

【問題No.　】	目標	実際	〈評価と気付き〉
時間	分	分	
得点率	％	％	

【問題No.　】	目標	実際	〈評価と気付き〉
時間	分	分	
得点率	％	％	

【問題No.　】	目標	実際	〈評価と気付き〉
時間	分	分	
得点率	％	％	

【問題No.　】	目標	実際	〈評価と気付き〉
時間	分	分	
得点率	％	％	

【問題No.　】	目標	実際	〈評価と気付き〉
時間	分	分	
得点率	％	％	

【問題No.　】	目標	実際	〈評価と気付き〉
時間	分	分	
得点率	％	％	

【Total】	目標	実際	《総合評価》　（解答の手順・時間配分、ケアレスミスの有無、得点の獲得状況等）
時間	分	分	
得点率	％	％	

【得点アップのための対策】　　　　　　　　　　　　　　　　　　　実行完了日

・　　　　　　　　　　　　　　　　　　　　　　　　　　　　　　　　　／
・　　　　　　　　　　　　　　　　　　　　　　　　　　　　　　　　　／
・　　　　　　　　　　　　　　　　　　　　　　　　　　　　　　　　　／
・　　　　　　　　　　　　　　　　　　　　　　　　　　　　　　　　　／

《チェックシート》　※解答後の分析にご活用ください

令和5年度

問　題　と　解　答

英　語

問題

(2科目　100分)

5年度

I 次の英文を読み，下の問いに答えよ。(42点)

[1]　George Washington Carver, who was born a slave in 1861, became one of America's greatest scientists in the field of agriculture. His discoveries changed farming in the South of the United States. A quiet and kind man, he could have become rich from his discoveries but preferred "to be of the greatest good to the greatest number of my people."

[2]　George's mother was a slave, but soon after he was born, he and his brother lost their mother and became orphans*. They were raised by Moses and Susan Carver, who were their owners. Slaves took the names of their owners, so George Washington's last name was Carver, too. In 1865, there were no longer slaves in the United States, but George and his brother continued to live with the Carvers. The Carvers gave him as much of an education as they could. At age 12, George left the Carvers to start life on his own.

[3]　For the next 12 years, he worked whenever he could and went to school whenever he could. He managed to finish high school and won a scholarship to go to Highland University. However, when he appeared at the university, they refused to admit him because he was black. This did not stop Carver. He continued to work and save money. Eventually, he went to Simpson College in 1890 to study painting and paid for his school by ironing clothes for other students. Soon, he realized he could not support himself as an artist and decided to study agriculture instead.

[4]　In 1891, he was accepted at Iowa Agricultural College. He was the only black student at the college, and as usual he supported himself by doing small jobs. He amazed* everyone with his special work with plants. After he graduated, the college asked him to stay on as an instructor because his work with plants and chemistry was so outstanding. So Carver stayed on and taught, but he continued his research with plants while he was teaching.

［5］　One day he received a letter from Booker T. Washington, who was the most respected black educator in the country.　Washington asked him to work at the Tuskegee Institute, a black agricultural school in Alabama.　Tuskegee was a poor black school that could not give Carver a laboratory or a high salary, but Carver decided to go there.

［6］　In 1896, Carver started to teach and do research with plants at the Tuskegee Institute.　He taught classes on agriculture, and through his experiments he found new ways to help the poor, struggling farmers of the South.　Here, farmers had been growing cotton, which wore out the soil.　He showed farmers how to plant different crops like peanuts to make the soil richer.　After a while, farmers did what he said and were growing more and more peanuts.　They were now making more money from peanuts than from cotton.

［7］　Carver developed many uses for the peanut.　In fact, he found more than 300 uses for the peanut, and he became known as the "peanut man."　He received many prizes and awards for his work.　He gave lectures about the uses of peanuts all over the United States and even spoke to Congress about peanuts in 1921.　Meanwhile*, Carver began to experiment with the sweet potato and discovered more than 100 products that could be made from it, including glue for postage stamps.

［8］　By the 1930s, Carver had become famous all over the country and the world.　He visited the Prince of Sweden and the British Prince of Wales*.　Thomas Edison* asked Carver to work for him at a salary of more than $100,000 a year.　The car manufacturer Henry Ford also made him a generous offer.　But Carver was not interested in money; he stayed on at the Tuskegee Institute with a monthly salary of $125.

［9］　In 1940, he gave all his life savings of $33,000 to the George Washington Carver Foundation to provide opportunities for African Americans to study in his field, because for Carver, "Education is the key to unlock the golden door of freedom...." Carver died in 1943.

*orphans < orphan	孤児
amazed < amaze	ひどく驚かせる
meanwhile	そうしているときに
the British Prince of Wales	プリンス・オブ・ウェールズ(英国皇太子の称号)
Thomas Edison	トーマス・エジソン(米国の発明家)

問　本文の内容を踏まえて，次の英文(A)～(G)の空所 [1] ～ [7] に入れるのに最も適当なものを，それぞれ下の①～④のうちから選べ。

(A)　According to the first and second paragraphs, George Washington Carver [1] .

① engaged in agricultural transformation of the American South with the idea of becoming wealthy and helping his mother

② achieved significant accomplishment in agriculture in the American South, which had a great impact on many people

③ was provided the best education possible by his parents, Moses and Susan Carver

④ and his brother asked Moses Carver for help to save their mother who was a slave

(B)　According to the third paragraph, George Washington Carver
　　　　2　　.

① 　won a scholarship for college, but was denied admission because he was black, so he gave up his college education

② 　entered Simpson College to study painting, and 12 years later, he established himself as an artist

③ 　received a scholarship and was admitted to Highland University to study agriculture

④ 　was denied admission to college for being black, but he was determined to continue his education

(C)　According to the fourth and fifth paragraphs,　　3　　.

① 　Iowa Agricultural College, a university that specialized in the study of plants, was associated with the Tuskegee Institute

② 　Booker T. Washington promised Carver a lab and a higher salary at the Tuskegee Institute

③ 　Carver continued his plant research after graduating from Iowa Agricultural College

④ 　the Tuskegee Institute was a highly regarded institute for plant and chemical research, and its researchers were financially privileged

(D) According to the sixth paragraph, ___4___ .

① Carver's research aimed at improving the quality of soil, which led to an increased peanut production in the South

② the Southern farmers, physically and mentally exhausted from growing peanuts, switched to cotton

③ Carver taught that in order to improve the condition of the soil, planting cotton rather than peanuts was more beneficial

④ cotton was more economically profitable than peanuts, but peanuts were easier to grow

(E) According to the seventh paragraph, Carver ___5___ .

① experimented with a variety of peanuts, and discovered and sold more than 100 products made from peanuts, including glue

② developed various uses for peanuts and was awarded the "peanut man" prize by Congress in 1921

③ became known as the "peanut man" because of his speeches to Congress on the benefits of peanuts

④ was awarded many prizes for his work with peanuts, and cultivated sweet potatoes to make various products

(F) According to the eighth and ninth paragraphs, ___6___ .

① Carver, who became world famous, moved to Europe to receive multiple salaries from royal families

② Carver, who recognized the importance of education, was committed to providing opportunities for African Americans to learn agriculture

③ Carver, internationally famous, later accepted a large offer and gave African Americans the opportunity to learn how to unlock doors

④ the George Washington Carver Foundation was generously funded by Thomas Edison and Henry Ford

(G)　According to the whole passage, ⬜7⬜ .

①　George Washington Carver thought that growing peanuts was the key to becoming famous and rich

②　George Washington Carver and Thomas Edison worked together to invent a new farming method to help poor farmers in the South

③　thanks to George Washington Carver, both Simpson College and the Tuskegee Institute became world famous

④　George Washington Carver, one of the most respected African Americans in agriculture, believed that education was the main reason for his success

Ⅱ　次の英文の空所 8 ～ 12 に入れるのに最も適当なものを，それぞれ
下の①〜④のうちから選び，会話文を完成せよ。(20点)

Satomi and Mike, two university students, are talking together as they walk to class.

Satomi:　I'm really worried about next week.

Mike:　Why? What's happening next week?

Satomi:　I have my health check 8 on Thursday. I think I may have put on weight since last year.

① promotion

② appointment

③ schedule

④ opening

Mike:　Really? You look good to me. Are you sure?

Satomi:　I'm positive. My pants are getting tighter and I've been too busy to exercise lately.

Mike:　Why are you so busy?

Satomi:　I started a new part-time job, and I am taking a lot of classes at school this semester.

Mike:　I 9 what you mean. By the way, have you heard about the new gym that opened near Mega Market?

① understand

② remember

③ recognize

④ get it

Satomi: Yeah, I saw the 'coming soon' sign for a new gym but I didn't know that it had already opened.

Mike: It opened last week. I am going to join with my brother while a ☐10 is being offered. The first month is half-price to welcome new members.

① sign

② ticket

③ trade

④ discount

Satomi: That sounds like a great deal and a smart way to attract new customers. Do you mind if I ask how much a membership costs?

Mike: It may sound expensive, but your health is worth it. It costs about ¥10,000 a month. I'm going to the gym tomorrow, if you want to join me.

Satomi: I'm busy tomorrow but is it ☐11 to meet you there this Saturday?

① promising

② maybe

③ certainly

④ possible

Mike: Sorry, I have a club meeting on Saturday. How about on Sunday? Do you have time in the afternoon?

Satomi: Sounds good. I'll feel ☐12 about going to my health check after I've joined a gym.

① better

② exciting

③ arranged

④ complete

Mike: OK, see you then.

Ⅲ 次の英文(A)～(D)の空所 13 ～ 16 に入れるのに最も適当なものを，それぞれ下の①～④のうちから選べ。(12点)

(A) Her mother suggested that Mary (13) for her piano concert next week.

① prepares   ② prepare

③ would prepare   ④ may prepare

(B) You should remember (14) she has asked you to bring with you tomorrow.

① that   ② where   ③ what   ④ which

(C) Never (15) I seen such a beautiful ocean before I first visited the island.

① have   ② had   ③ did   ④ was

(D) The idea has been (16) widely accepted these days that it is not easy to reject it.

① so   ② which   ③ such   ④ that

Ⅳ 次の英文(A)～(E)の空所 17 ～ 21 に入れるのに最も適当なものを，そ
れぞれ下の①～④のうちから選べ。（10点）

(A) The travel plan is going to fail because it (17) one important
factor — money.

① attends ② prevents ③ ignores ④ blames

(B) (18) of time prevented me from explaining my complicated point
sufficiently.

① A conclusion ② An expense ③ A figure ④ A shortage

(C) On (19) of that, he refused to apologize for the delay.

① owing ② cause ③ addition ④ top

(D) Before using the software, please make sure your computer system
(20) the requirements described below.

① meets ② files ③ sees ④ obtains

(E) From the (21) on his face, she knew that her son was happy.

① impression ② extension ③ expression ④ session

Ⅴ　次の文(A)〜(D)を，与えられた語(句)を用いて英文に訳したとき，空所 22 〜
29 に入れるのに最も適当なものを，それぞれ下の①〜⑦のうちから選べ。
ただし，文頭に来る語(句)も小文字になっている。(16点)

(A)　もし台風のせいでほとんどのスタッフが来られないということがなければ，
昨日私は忙しくなかったでしょう。

Yesterday I (　　　) (22) (　　　) (　　　) (　　　) (23)
(　　　) most of the staff away.

① been　　　　② busy　　　　③ hadn't　　　　④ have
⑤ if the typhoon ⑥ kept　　　　⑦ wouldn't

(B)　ホテルの部屋から誰もタオルを持ち出さないように気をつけてください。

(　　　) (24) (　　　) (　　　) (　　　) (25) (　　　) from
the hotel rooms.

① no one　　　② see　　　　③ removes　　　④ it
⑤ that　　　　⑥ to　　　　　⑦ towels

(C)　最新の天気予報によると，ロンドンの天気は晴れ，気温は摂氏16度です。

(　　　) (　　　) (26) (　　　) (27) (　　　) (　　　) and a
ground temperature of sixteen degrees Celsius in London.

① clear　　　　② information　③ the　　　　④ latest
⑤ reports　　　⑥ skies　　　　⑦ weather

(D)　警察は，泥棒が部屋に入るのに通ったと思われる窓を徹底的に調査しました。

The police thoroughly inspected (　　　) (28) (　　　) (　　　)
(　　　) (29) (　　　) entered the room.

① the window　② have　　　　③ seemed　　　④ the thief
⑤ through　　　⑥ to　　　　　⑦ which

化 学

問題

5年度

（2科目　100分）

必要があれば，次の数値を用いよ。

原子量：H＝1.0　　C＝12　　O＝16　　Na＝23

S＝32　　Cl＝35.5　　K＝39　　Mn＝55

Ag＝108

アボガドロ定数：$N_A = 6.02 \times 10^{23}$/mol

気体定数：$R = 8.31 \times 10^3$ Pa·L/(K·mol)

ファラデー定数：$F = 9.65 \times 10^4$ C/mol

※　この問題つづりに計算用紙をはさみこんでいますので利用してください。

I　次の問い(問 1 ～問 3)に答えよ。(25点)

問 1　1.00 mol/L の塩化ナトリウム NaCl 水溶液を 50.0 mL 調製する。次の
(1)～(3)に答えよ。ただし，水溶液の密度は 1.04 g/cm³ とする。

(1)　この水溶液を調製するために必要な NaCl の質量〔g〕はいくらか。最も近
い数値を，次の①～⑧から選べ。　　　　　　　　　　　　　　| 1 |

①　0.975　　　②　1.18　　　③　2.93　　　④　3.51
⑤　975　　　⑥　1180　　　⑦　2930　　　⑧　3510

(2)　この水溶液の質量モル濃度〔mol/kg〕はいくらか。最も近い数値を，次の
①～⑤から選べ。　　　　　　　　　　　　　　　　　　　　| 2 |

①　0.910　　②　0.962　　③　1.02　　④　1.00　　⑤　1.06

(3)　この水溶液の質量パーセント濃度〔%〕はいくらか。最も近い数値を，次の
①～⑥から選べ。　　　　　　　　　　　　　　　　　　　　| 3 |

①　2.8　　　②　4.1　　　③　5.6　　　④　8.1
⑤　11　　　⑥　15

問 2　27 ℃，1.5×10^3 Pa の酸素 O_2 の体積は，7 ℃，3.0×10^4 Pa の O_2 の体積
の何倍か。最も適当なものを，次の①～⑧から選べ。ただし，O_2 の物質量
は同じとする。　　　　　　　　　　　　　　　　　　　　| 4 |

①　0.013 倍　　②　0.048 倍　　③　0.13 倍　　④　0.48 倍
⑤　2.1 倍　　　⑥　7.7 倍　　　⑦　21 倍　　　⑧　77 倍

問3　不揮発性の非電解質の希薄溶液の性質に関する記述として，正しいものを，
次の①〜⑤から選べ。　　　　　　　　　　　　　　　　　　　5

① 凝固点降下度は，溶媒の種類に関係なく，質量モル濃度に比例する。

② モル凝固点降下は，溶質の種類に関係なく，各溶媒に固有の値である。

③ 沸点上昇度は，溶質の種類に関係なく，モル濃度に反比例する。

④ モル沸点上昇は，溶媒の種類に関係なく，溶質に固有の値である。

⑤ 蒸気圧降下は，溶液表面から蒸発する溶媒分子が多くなることで起こる。

Ⅱ　次の問い(問 1 ～問 3)に答えよ。(25点)

問 1　次に示す熱化学方程式を用い，下の(1)～(3)に答えよ。

$$C(黒鉛) + O_2(気) = CO_2(気) + 394 \text{ kJ}$$

$$C(黒鉛) + 2H_2(気) = CH_4(気) + 75 \text{ kJ}$$

$$H_2(気) + \frac{1}{2}O_2(気) = H_2O(液) + 286 \text{ kJ}$$

$$H_2(気) + \frac{1}{2}O_2(気) = H_2O(気) + 242 \text{ kJ}$$

(1)　水蒸気 1 mol が凝縮するときに放出される，熱量〔kJ〕はいくらか。最も適当なものを下の＜解答群＞から選べ。ただし，同じものを繰り返し選んでもよい。　　　　　　　　　　　　　　　　　　　　　　　　　　　6

(2)　メタンの生成熱〔kJ/mol〕はいくらか。最も適当なものを下の＜解答群＞から選べ。ただし，同じものを繰り返し選んでもよい。　　　7

(3)　水素は，工業的には，メタンを高温の水蒸気と反応させることによって製造される。メタン 1 mol が水蒸気と反応して，気体の水素 H_2 と二酸化炭素 CO_2 が発生するときの反応熱〔kJ〕はいくらか。最も適当なものを下の＜解答群＞から選べ。ただし，同じものを繰り返し選んでもよい。　　　8

＜解答群＞

① 15　　　② 44　　　③ 62　　　④ 75　　　⑤ 165
⑥ −15　　⑦ −44　　⑧ −62　　⑨ −75　　⓪ −165

問2　酸性水溶液中で，シュウ酸イオン $C_2O_4{}^{2-}$ が還元剤として，過マンガン酸イオン $MnO_4{}^-$ が酸化剤として働くとき，それらの反応は次のイオン反応式で表せる。

$$H_2C_2O_4 \longrightarrow 2CO_2 + 2e^- + 2H^+$$

$$MnO_4{}^- + 8H^+ + 5e^- \longrightarrow Mn^{2+} + 4H_2O$$

　シュウ酸ナトリウム $Na_2C_2O_4$ の結晶を正確に 3.35 g はかり取り，水に溶かして 500 mL の標準溶液（溶液 A）を調製した。溶液 A を 25.0 mL とって，適当量の希硫酸を加え，おだやかに温めながら，過マンガン酸カリウム $KMnO_4$ 水溶液で滴定を行ったところ，20.0 mL 加えた時点で薄く赤紫色になった。

　このとき，使用した $KMnO_4$ 水溶液のモル濃度〔mol/L〕はいくらか。次の ①〜⑤ から最も近いものを選べ。ただし，薄く赤紫色になった時点で過不足なく反応したものとする。　　　　　9

① 0.0250　　　② 0.0500　　　③ 0.0780

④ 0.157　　　⑤ 0.313

問3　次の熱化学方程式で表される反応が平衡状態に達しているときに，下の
a, b, c は，どのように変化するか。最も適当な組み合わせを下の①～⑧から選べ。

$$C_2H_4(気) + H_2(気) = C_2H_6(気) + 137\ kJ$$

a　圧力を一定に保ち，温度を下げたときの平衡の移動

b　温度と圧力を一定に保ち，水素 H_2(気) を加えたときの，右向きの反応速度

c　温度と圧力を一定に保ち，アルゴン Ar(気) を加えたときの，右向きの反応速度

10

	a	b	c
①	右に移動する	大きくなる	大きくなる
②	右に移動する	大きくなる	小さくなる
③	右に移動する	小さくなる	大きくなる
④	右に移動する	小さくなる	小さくなる
⑤	左に移動する	大きくなる	大きくなる
⑥	左に移動する	大きくなる	小さくなる
⑦	左に移動する	小さくなる	大きくなる
⑧	左に移動する	小さくなる	小さくなる

Ⅲ　次の問い（問1〜問4）に答えよ。（25点）

問1　ハロゲンの単体の中で最も酸化力が強い物質と，ハロゲンではない物質の組み合わせはどれか。次の①〜⑥から最も適当なものを選べ。　11

① ヨウ素と塩素　　　② ヨウ素とバリウム　　　③ ヨウ素とフッ素
④ 塩素とバリウム　　⑤ 塩素とフッ素　　　　　⑥ フッ素とバリウム

問2　次の試薬の組み合わせ A 〜 D で発生する気体が，同じものである組み合わせはどれか。下の①〜⑥から最も適当なものを選べ。

A　亜硫酸ナトリウムに希硫酸を加えた。
B　硫化鉄（Ⅱ）に希硫酸を加えた。
C　塩化ナトリウムに濃硫酸を加えて，加熱した。
D　銅に濃硫酸を加えて，加熱した。

　12

① AとB　　　　　② AとC　　　　　③ AとD
④ BとC　　　　　⑤ BとD　　　　　⑥ CとD

問3　硫黄8kgを用いて接触法により，100％の効率で硫酸を製造したときに得られる，質量パーセント濃度98％の濃硫酸の質量〔kg〕はいくらか。最も近い数値を，次の①〜⑥から選べ。　13

① 8　　　　　　　② 16　　　　　　③ 25
④ 30　　　　　　 ⑤ 50　　　　　　⑥ 100

問4 次の記述を読んで，下の(1)～(4)に答えよ。

　　塩化銀 AgCl は，ごくわずかだけが水に溶けて飽和水溶液になる。溶解した微量の AgCl は完全に電離し，次の溶解平衡が成り立っている。

$$AgCl(固) \rightleftharpoons Ag^+ + Cl^-$$

　　このとき，温度が一定であれば，溶解度積 $K_{sp(AgCl)}$ は一定（$K_{sp(AgCl)} = [Ag^+][Cl^-]$）であり，25℃では $1.8 \times 10^{-10} (mol/L)^2$ となる。

　　25℃で，AgCl の飽和水溶液 100 mL に，1.0 mol/L の塩酸を 0.1 mL 加えると ア により，反応は イ へ移動し，再び平衡に達する。塩酸を加え，平衡に達した後の Ag^+ のモル濃度は ウ mol/L であり，塩酸を加える前に溶けていた Ag^+ の エ ％が沈殿したことになる。ただし，塩酸添加による水溶液の体積変化は無視できるものとする。

(1) 25℃で，AgCl の飽和水溶液 1 L を調製した。このとき，溶解している AgCl の質量〔mg〕はいくらか。次の①～⑧から最も近いものを選べ。ただし，$\sqrt{1.8} = 1.34$ とする。 　　　14

① 1.3 　　　② 1.5 　　　③ 1.7 　　　④ 1.9

⑤ 130 　　　⑥ 150 　　　⑦ 170 　　　⑧ 190

(2) ア と イ にあてはまる語の正しい組み合わせを，次の①〜⑥から選べ。　15

	ア	イ
①	共通イオン効果	左
②	共通イオン効果	右
③	脱水作用	左
④	脱水作用	右
⑤	電離	左
⑥	電離	右

(3) ウ に入る最も近い数値を，次の①〜⑥から選べ。　16

① 1.4×10^{-9}　　② 1.6×10^{-9}　　③ 1.8×10^{-9}

④ 1.4×10^{-7}　　⑤ 1.6×10^{-7}　　⑥ 1.8×10^{-7}

(4) エ にあてはまる最も近い数値を，次の①〜⑧から選べ。　17

① 0.1　　② 0.9　　③ 5　　④ 9

⑤ 50　　⑥ 90　　⑦ 95　　⑧ 99

IV　次の問い（問1・問2）に答えよ。（25点）

問1　次の記述 a ～ f を読んで，下の(1)・(2)に答えよ。

a　分子式が $C_4H_{10}O$ の化合物には，A，B，C，D の構造異性体が存在する。

b　A，B，C，D はいずれもナトリウムと反応して水素を発生する。

c　A，C は硫酸酸性の二クロム酸カリウム水溶液で酸化されるが，B は酸化されにくい。

d　A の沸点は117℃で，C の沸点は108℃である。

e　D には，鏡像異性体が存在する。

f　D は水酸化ナトリウム水溶液中で，ヨウ素とともに加熱すると反応して黄色結晶が生じる。

(1)　A，B，C，D として，最も適当なものを下の＜解答群＞から選べ。

A： 18

B： 19

C： 20

D： 21

(2)　記述 f において析出した黄色の固体として，最も適当なものを下の＜解答群＞から選べ。　22

＜解答群＞

① $(CH_3)_3COH$

② $CH_3CH_2CH(OH)CH_3$

③ $CH_3CH_2CH_2CH_2OH$

④ $CH_3CH(CH_3)CH_2OH$

⑤ CHI_3

⑥ NaI

問2　エタノールおよびフェノールに関する次の(1)・(2)に答えよ。

(1)　エタノールのみにあてはまるものを，下の＜解答群＞から選べ。　　23

(2)　エタノールおよびフェノールのどちらにもあてはまるものを，下の＜解答群＞から選べ。　　24

＜解答群＞

①　水に溶けて弱酸性を示す。

②　酸化するとアルデヒドを生じる。

③　塩化鉄(Ⅲ) $FeCl_3$ 水溶液と反応し，紫色を示す。

④　室温(25℃)で固体である。

⑤　カルボン酸とエステルをつくる。

英　語

解答　5年度

I

〔解答〕

(A)　②
(B)　④
(C)　③
(D)　①
(E)　④
(F)　②
(G)　④

〔出題者が求めたポイント〕

選択肢訳

(A)　「第1段落、第2段落によれば、ジョージ・ワシントン・カーヴァーは、〜」
　①　裕福になって母を助けようという考えから、アメリカ南部の農業改革に取り組んだ。
　②　アメリカ南部の農業で大きな成果を上げ、それは多くの人々に大きな影響を与えた。
　③　両親であるモーゼス＆スーザン・カーヴァーによって、できる限り最高の教育を与えられた。
　④　弟とともに、奴隷だった母を救うためにモーゼス・カーヴァーに助けを求めた。

(B)　「第3段落によれば、ジョージ・ワシントン・カーヴァーは、〜」
　①　大学の奨学金を獲得したが、黒人であることを理由に入学を拒否されたため、大学進学をあきらめた。
　②　シンプソン大学に入学して絵画を学び、12年後にアーティストとしての地位を確立した。
　③　奨学金を得てハイランド大学に入学し、農学を学んだ。
　④　黒人であることを理由に大学への入学を拒否されたが、教育を受け続けることを決意した。

(C)　「第4段落、第5段落によれば、〜」
　①　植物の研究を専門とする大学であるアイオワ農業大学は、タスキギー研究所と提携していた。
　②　ブッカー・T・ワシントンはカーヴァーに、タスキギー研究所における研究室と高給を約束した。
　③　カーヴァーはアイオワ農業大学を卒業後も植物の研究を続けていた。
　④　タスキギー研究所は植物や化学の研究機関として高い評価を得ており、その研究者は経済的に恵まれた環境にあった。

(D)　「第6段落によれば、〜」
　①　カーヴァーの研究は土壌の質を高めることを目的としていたが、それは南部におけるピーナッツ生産の増加につながった。
　②　ピーナッツ栽培で心身ともに疲弊した南部の農民は綿花栽培に転向することとなった。
　③　カーヴァーは、土壌の状態を良くするためには、

ピーナッツよりも綿花を植える方が有益であると説いた。
　④　綿花の方がピーナッツより経済的利益が大きかったが、ピーナッツの方が栽培しやすかった。

(E)　「第7段落によれば、カーヴァーは、〜」
　①　さまざまなピーナッツで実験し、糊を含む、ピーナッツを使った100以上の産物を発見し、それを販売した。
　②　ピーナッツのさまざまな用途を開発し、1921年に議会から「ピーナッツ・マン」賞を授与された。
　③　ピーナッツの効用について議会で演説したことから、「ピーナッツ・マン」として知られるようになった。
　④　ピーナッツに関する研究で多くの賞を受賞し、サツマイモを栽培して様々な産物を作った。

(F)　「第8段落、第9段落によれば、〜」
　①　世界的に有名になったカーヴァーはヨーロッパに渡り、諸王室から複数の給料を受け取るようになった。
　②　教育の重要性を認識していたカーヴァーは、アフリカ系アメリカ人に農業を学ぶ機会を提供することに力を注いだ。
　③　国際的に有名なカーヴァーは、後に多額のオファーを受け、アフリカ系アメリカ人にドアの鍵開けの仕方を学ぶ機会を与えた。
　④　ジョージ・ワシントン・カーヴァー財団は、トーマス・エジソンとヘンリー・フォードから寛大な資金提供を受けた。

(G)　「全文によれば、〜」
　①　ジョージ・ワシントン・カーヴァーは、ピーナッツを栽培することが、有名になり、金持ちになるための鍵だと考えた。
　②　ジョージ・ワシントン・カーヴァーとトーマス・エジソンが協力して、南部の貧しい農家を助けるために新しい農法を発明した。
　③　ジョージ・ワシントン・カーヴァーのおかげで、シンプソン大学とタスキギー研究所は世界的に有名になった。
　④　農業界で最も尊敬されるアフリカ系アメリカ人の一人であるジョージ・ワシントン・カーヴァーは、教育が自分の成功の主な理由であると信じていた。

〔全訳〕

〔1〕　1861年に奴隷として生まれたジョージ・ワシントン・カーヴァーは、農業の分野においてアメリカで最も偉大な科学者の一人となった。彼の発見は、アメリカ南部の農業を大きく変えた。物静かで親切な彼は、自分の発見で金持ちになることもできたが、「最大多数の国民に最大限の利益をもたらすこと」を優先したのだった。

［2］ ジョージの母親は奴隷だったが、彼が生まれて間もなく、その母親を亡くし、弟とともに孤児となった。彼ら兄弟は、主人であるモーゼスとスーザン・カーヴァーのもとで育てられた。奴隷は所有者の名前を名乗ることになっていたため、ジョージ・ワシントンの名字もカーヴァーだった。1865 年、アメリカにはもう奴隷は存在しなかったが、ジョージと弟はカーヴァー家のもとで暮らし続けた。カーヴァー家は、彼にできる限りの教育を施した。12 歳の時、ジョージはカーヴァー家を出て、一人で生活を始めることとなった。

［3］ それから 12 年間、ジョージはできる限り働き、できる限り学校へ通った。そして、なんとか高校を卒業し、奨学金を得てハイランド大学へ進学することとなった。しかし、大学へ行ってみると、黒人であることを理由に入学を拒否されたのだった。それでも、カーヴァーは諦めなかった。彼は働き続け、お金を貯め続けた。そして、1890 年、絵画を学ぶためにシンプソン大学に入学し、他の学生のためにアイロンがけをして学費を工面したのだった。やがて、芸術家としてはやっていけないと悟った彼は、代わりに農業を学ぶことにした。

［4］ 1891 年、彼はアイオワ農業大学に入学した。黒人で唯一の学生であった彼は、いつものように小さな仕事をこなし、自活していった。彼は植物に関する特別な研究で皆をひどく驚かせた。卒業後、大学から、「植物と化学に関する君の研究はとても優れているので、教官として残ってほしい」と言われた。そこでカーヴァーは、大学に留まり教壇に立ったが、教えながらも植物の研究は継続したのだった。

［5］ ある日彼は、全米で最も尊敬されていた黒人教育者であるブッカー・T・ワシントンから手紙を受け取った。ワシントンは彼に、アラバマ州にある黒人農業学校、タスキギー研究所で働かないかと誘ったのだ。タスキギーは、カーヴァーに研究室や高給を与えることのできない貧しい黒人学校だったが、カーヴァーはそこに行くことにした。

［6］ 1896 年、カーヴァーはタスキギー研究所で教え始め、植物に関する研究も始めた。彼は農業の授業を行い、実験を通して、南部の貧しく苦労している農民を助けるための新たな手段を発見した。当時、南部の農家は綿花を栽培していたが、綿花は土壌を荒廃させるものだった。そこで彼は、ピーナッツなどさまざまな作物を植えて土壌を豊かにする方法を農民に教えたのだ。しばらくすると、農民たちは彼の言うことを実践し、どんどんピーナッツを栽培するようになった。その結果、彼らは綿花よりもピーナッツによってより多く稼げるようになったのだ。

［7］ カーヴァーはピーナッツのさまざまな用途を開発した。彼は 300 以上の用途を見つけ、「ピーナッツ・マン」と呼ばれるようになった。彼の研究に対して多くの賞が贈られた。1921 年には、ピーナッツについて議会で演説したことさえあった。そうしているときに、カーヴァーはサツマイモの実験も始め、切手用の糊な

ども含め、100 以上のサツマイモから作ることのできる産物を見出した。

［8］ 1930 年代には、カーヴァーは国内だけでなく世界でも有名になった。彼は、スウェーデンの皇太子やイギリスの皇太子(プリンス・オブ・ウェールズ)を訪問した。トーマス・エジソンは、カーヴァーに年俸 10 万ドル以上の仕事を依頼した。自動車メーカーのヘンリー・フォードも、彼に多額のオファーを出した。しかし、カーヴァーはお金には興味がなく、月給 125 ドルでタスキギー研究所に留まった。

［9］ 1940 年、彼は生涯の貯金 33,000 ドルをすべてジョージ・ワシントン・カーヴァー財団に寄付し、アフリカ系アメリカ人に彼の分野で学ぶ機会を提供した。というのも、カーヴァーにとって、「教育は自由という黄金の扉を開ける鍵である … 」からだ。カーヴァーは 1943 年に亡くなった。

Ⅱ

〔解答〕

8　②
9　①
10　④
11　④
12　①

〔出題者が求めたポイント〕

選択肢訳

8　promotion「促進」。appointment「予約」。schedule「予定」。opening「空き」。
9　understand「～を理解する」。remember「～を思い出す」。recognize「～を識別する」。get it「理解する」。
10　sign「記号」。ticket「チケット」。trade「商業」。discount「割引」。
11　promising「前途有望な」。maybe「もしかすると」。certainly「確かに」。possible「可能な」。
　　maybe と certainly は副詞なので、補語である空所には入らない。
12　feel better「気が楽になる」。

〔全訳〕

サトミとマイクの二人は大学生で、授業に向かって歩きながら、一緒に話している。

サトミ：来週のことがすごく心配なの。
マイク：どうして？ 来週は何があるの？
サトミ：木曜日に予約した健康診断があるの。去年より体重が増えたような気がするのよね。
マイク：そうなの？ 大丈夫そうに見えるけど。本当に？
サトミ：そうなのよ。ズボンがきつくなってくるし、最近は忙しくて運動する暇もないのよ。
マイク：なんでそんなに忙しいの？
サトミ：新しいバイトを始めたのと、今学期は学校でたくさん授業を受けているの。

マイク：言いたいことはわかるよ。ところで、「メガマーケット」の近くに新しいジムがオープンしたの知ってる？

サトミ：ええ、新しいジムの「近日開店」の看板は見たんだけど、もうオープンしていたとは知らなかったわ。

マイク：先週オープンしたんだ。割引が適用されるうちに、ボクは弟と一緒に入会しようと思っている。新会員募集で、最初の1ヶ月は半額なんだ。

サトミ：それはお得！　新しいお客を獲得するには賢い方法ね。会員になると、いくらかかるのか聞いてもいい？

マイク：高いと思うかもしれないけど、君の健康はそれに見合う価値があるよ。月々1万円くらいかな。明日、ジムに行くんだけど、よかったら一緒にどう？

サトミ：明日は忙しいけど、今週の土曜日にそこで会うことはできる？

マイク：ごめん、土曜日は部活があるんだ。日曜日はどう？　午後に時間ある？

サトミ：いいわね。ジムに入ってから健康診断に行く方が気は楽よね。

マイク：オッケー、じゃあその時に。

Ⅲ
〔解答〕
(A)　②
(B)　③
(C)　②
(D)　①

〔出題者が求めたポイント〕
(A)　提案・主張・要求などを表す動詞（suggest, insist, require など）の目的語となる that 節内の動詞は原形（または should 原形）になる。
(B)　bring の目的語となる関係代名詞の what が正解。what の代わりとして、the thing which（または that）は可。
(C)　否定を表す語が文頭に出ているので、疑問文の語順になる。
(D)　so ～ that … 構文が使われている。

〔設問訳〕
(A)　彼女の母は、メアリーに来週のピアノコンサートの準備をするよう勧めた。
(B)　彼女が明日持ってくるようにと言ったものを覚えておいた方がよい。
(C)　初めてこの島を訪れるまで、私はこれほど美しい海を見たことがなかった。
(D)　その考えは最近とても広く受け入れられているので、拒否するのは簡単ではない。

Ⅳ
〔解答〕
(A)　③
(B)　④
(C)　④
(D)　①
(E)　③

〔出題者が求めたポイント〕
(A)　attend「～に出席する」。prevent「～を阻止する」。ignore「～を無視する」。blame「～を非難する」。
(B)　conclusion「結論」。expense「出費」。figure「姿、形、図」。shortage「不足」。
(C)　on top of that「その上」。決まり文句。in addition to that とほぼ同意。
(D)　meet the requirements「要件を満たす」。fulfill the requirements と言うこともできる。
(E)　impression「印象」。extension「延長」。expression「表情」。session「会合」。

〔設問訳〕
(A)　その旅行計画が失敗しそうなのは、ある重要な要素——お金——を無視しているからだ。
(B)　時間がないせいで、私は複雑な点を十分に説明できなかった。
(C)　その上、彼は遅刻に対して詫びることも拒否した。
(D)　本ソフトウェアを使用する前に、お使いのコンピュータシステムが以下の要件を満たしていることを確認してください。
(E)　彼の顔の表情から、彼女は自分の息子が喜んでいることがわかった。

Ⅴ
〔解答〕
(A)　22　④　　23　③
(B)　24　⑥　　25　③
(C)　26　⑦　　27　⑤
(D)　28　⑤　　29　⑥

〔出題者が求めたポイント〕
正解の英文
(A)　Yesterday I (wouldn't)(have)(been)(busy)(if the typhoon)(hadn't)(kept) most of the staff away.
(B)　(See)(to)(it)(that)(no one)(removes)(towels) from the hotel rooms.
(C)　(The)(latest)(weather)(information)(reports)(clear)(skies) and a ground temperature of sixteen degrees Celsius in London.
(D)　The police thoroughly inspected (the window)(through)(which)(the thief)(seemed)(to)(have) entered the room.

化　学

解答

5年度

I

〔解答〕

問1(1)①③　(2)②③　(3)③③
問2④⑦　　問3⑤②

〔出題者が求めたポイント〕

溶液の濃度，気体の体積，希薄溶液の性質

〔解答のプロセス〕

問1(1)①　必要な NaCl は

$$1.00\,mol/L \times \frac{50.0}{1000}\,L = 5.00 \times 10^{-2}\,mol$$

質量は，$58.5\,g/mol \times 5.00 \times 10^{-2}\,mol$

$$= 2.925 ≒ 2.93\,g$$

(2)②　溶液 1 L は，$1.04\,g/cm^3 \times 1000\,cm^3 = 1040\,g$

そのうち水は，$1040\,g - 58.5\,g = 981.5\,g$

$$= 0.9815\,kg$$

質量モル濃度 $= \dfrac{1.00\,mol}{0.9815\,kg} = 1.018 ≒ 1.02\,mol/kg$

(3)③　質量パーセント濃度 $= \dfrac{溶質の質量}{溶液の質量} \times 100$

$$= \frac{58.5\,g}{1040\,g} \times 100 = 5.625 ≒ 5.6\,〔\%〕$$

問2④　気体の状態方程式　$pV = nRT$　より

$$V = \frac{nRT}{p}$$

温度 T_1〔K〕(300 K)，圧力 p_1〔Pa〕($1.5 \times 10^3\,Pa$) の O_2 の体積を V_1〔L〕，温度 T_2〔K〕(280 K)，圧力 p_2〔Pa〕($3.0 \times 10^4\,Pa$) の O_2 の体積を V_2〔L〕とすると

$$\frac{V_1}{V_2} = \frac{p_2 T_1}{p_1 T_2} = \frac{3.0 \times 10^4 \times 300}{1.5 \times 10^3 \times 280} = 21.4 ≒ 21\,倍$$

問3⑤　①誤り　溶媒の種類 ⟶ 溶質の種類
②正
③誤り　モル濃度に反比例 ⟶ 質量モル濃度に比例。
④誤り　モル沸点上昇は，溶質の種類に関係なく，溶媒に固有の値である。
⑤誤り　溶媒分子が多くなる ⟶ 少なくなる。

II

〔解答〕

問1(1)⑥②　(2)⑦④　(3)⑧⓪
問2⑨①　　問3⑩②

〔出題者が求めたポイント〕

熱化学，酸化還元滴定，平衡移動

〔解答のプロセス〕

問1(1)⑥　与式を順に①～④とすると
③－④　より
H_2O(気) $= H_2O$(液) $+ 44\,kJ$
熱量の符号が正であるから放出する熱量である。

(2)⑦　メタンの生成熱は
C(黒鉛)$+ 2H_2$(気)$= CH_4$(気)$+ Q\,kj$
と表されるから，与式②に示されている。

(3)⑧　CH_4(気)$+ 2H_2O$(気)$\longrightarrow 4H_2$(気)$+ CO_2$(気)
の反応熱を求めるから，生成物の生成熱の総和－反応物の生成熱の総和＝反応熱　の関係より

0(単体の生成熱は 0)$+ 394\,kJ/mol$(①)$\times 1\,mol$

$$- \begin{pmatrix} 75\,kJ/mol(②) \times 1\,mol \\ + 242\,kJ/mol(④) \times 2\,mol \end{pmatrix}$$

$$= -165\,kJ$$

[別解]　求める反応式について

(i) CH_4(気)が左辺にあるから，②×(－1)より
$-C$(黒鉛)$- 2H_2$(気)$= -CH_4$(気)$- 75\,kJ$
(ii) H_2O(気)の 2 倍が左辺にあるから，④×(－2)より
$-2H_2$(気)$- O_2$(気)$= -2H_2O$(気)$- 242 \times 2\,kJ$
(iii)不要な C, O_2 を消去するため，＋①より
C(黒鉛)$+ O_2$(気)$= CO_2$(気)$+ 394\,kJ$
(i)＋(ii)＋(iii)　より
CH_4(気)$+ 2H_2O$(気)

$$= 4H_2(気) + CO_2(気) - 165\,kJ$$

問2⑨　$Na_2C_2O_4$ の反応は上の式と同じであるから，$Na_2C_2O_4$ 1 mol は e^- 2 mol を放出し，$KMnO_4$ 1 mol は 5 mol の e^- を受け取ることになる。
$Na_2C_2O_4$(式量 134) 3.35 g は

$\dfrac{3.35\,g}{134\,g/mol} = 0.0250\,mol$　で，そのうち $\dfrac{25.0}{500}$ が反応

に用いられたから，還元剤の出す e^- の量＝酸化剤の受け取る e^- の量　より

$$0.0250 \times \frac{25.0}{500} \times 2\,mol = x〔mol/L〕\times \frac{20.0}{1000}\,L \times 5$$

$$x = 0.0250\,〔mol/L〕$$

[注]$Na_2C_2O_4$ のモル濃度

$\dfrac{0.0250\,mol}{0.500\,L} = 0.0500\,mol/L$　を用いないでよい。

[別解]$Na_2C_2O_4$ と $KMnO_4$ の物質量の比より

$$0.0250 \times \frac{25.0}{500} \times \frac{2}{5}\,mol = x〔mol/L〕\times \frac{20.0}{1000}\,L$$

$$x = 0.0250\,〔mol/L〕$$

または $Na_2C_2O_4$ のモル濃度と用いて

$$0.0500\,mol/L \times \frac{25.0}{1000}\,L \times \frac{2}{5} = x〔mol/L〕\times \frac{20.0}{1000}\,L$$

$$x = 0.0250\,〔mol/L〕$$

問3⑩　(a)発熱方向の右に平衡が移動する。
(b)水素減少方向の右に平衡が移動するから，右向きの反応速度は大きくなる。
(c)アルゴンを加えた分，C_2H_4, H_2, C_2H_6 の分圧が減少するので，分子数増加方向の左に平衡が移動する。従って右向きの反応速度は小さくなる。

Ⅲ

〔解答〕

問1 $\boxed{11}$⑥　　問2 $\boxed{12}$③　　問3 $\boxed{13}$③

問4 (1)$\boxed{14}$④　(2)$\boxed{15}$①　(3)$\boxed{16}$⑥　(4)$\boxed{17}$⑧

〔出題者が求めたポイント〕

ハロゲン単体，気体の発生，硫酸の生成量，
溶解度積と反応量

〔解答のプロセス〕

問1 $\boxed{11}$　ハロゲン単体の酸化力の強さの順は $F_2 > Cl_2$
$> Br_2 > I_2$。最も酸化力の強い F_2 とハロゲンではない
物質の組み合わせは⑥。

問2 $\boxed{12}$　A弱酸の塩と強酸の反応。

$$Na_2SO_3 + H_2SO_4 \longrightarrow Na_2SO_4 + H_2O + SO_2$$

B弱酸の塩と強酸の反応。

$$FeS + H_2SO_4 \longrightarrow FeSO_4 + H_2S$$

C揮発性酸の塩と不揮発性酸の反応

$$NaCl + H_2SO_4 \longrightarrow NaHSO_4 + HCl$$

D金属と酸化力のある酸の反応。

$$Cu + 2H_2SO_4 \longrightarrow CuSO_4 + 2H_2O + SO_2$$

AとDで同じ気体が発生する。

問3 $\boxed{13}$　S（式量32）1mol から H_2SO_4（分子量98）
1mol が生じるから，生じる H_2SO_4 は

$$\frac{8 \times 10^3 g}{32 g/mol} = \frac{x[g]}{98 g/mol} \qquad x = \frac{98}{4} \times 10^3 [g]$$

98%濃硫酸の質量は

$$\frac{98 \times 10^3}{4} \times \frac{100}{98} = 25 \times 10^3 g = 25 kg$$

問4 (1)$\boxed{14}$　AgCl（式量143.5）の濃度を x[mg/L]とする
と，モル濃度は

$$[Ag^+] = [Cl^-] = \frac{x \times 10^{-3}}{143.5} [mol/L]$$

溶解度積より

$$K_{sp} = [Ag^+][Cl^-] = \left(\frac{x \times 10^{-3}}{143.5} mol/L\right)^2$$
$$= 1.8 \times 10^{-10} mol^2/L^2$$

$$x = \sqrt{1.8 \times 10^{-10} \times \frac{143.5}{10^{-3}}}$$

$$= 1.34 \times 143.5 \times 10^{-2} = 1.92 \doteqdot 1.9 [mg]$$

(2)$\boxed{15}$　(ア)ある電解質水溶液に，その電解質の成分イオ
ンと同じイオンを加えると，もとの電解質の濃度や溶
解度が小さくなる現象を共通イオン効果という。

(イ)右辺の Cl^- が増えるので平衡は Cl^- 減少方向の左
に移動し AgCl が増える。

(3)$\boxed{16}$(ウ)　最初の溶液では

$$[Ag^+] = [Cl^-] = \sqrt{1.8 \times 10^{-5}} = 1.34 \times 10^{-5} mol/L$$

加えた塩酸の Cl^- の濃度は

$$1.0 mol/L \times \frac{0.1 mL}{100 mL} = 1.0 \times 10^{-3} mol/L$$

よって塩酸を加えた直後の Cl^- は

$$(1.34 \times 10^{-5} + 1.0 \times 10^{-3}) mol/L$$

塩酸を加えたため $[Ag^+]$ が x[mol/L]になったとする
と，Cl^- も同じだけ変化するので $[Cl^-]$ は $(x + 1.0 \times 10^{-3})$

mol/L になる。よって溶解度積より

$$x(x + 1.0 \times 10^{-3}) = 1.8 \times 10^{-10}$$
$$x^2 + (1.0 + 10^{-3})x - 1.8 \times 10^{-10} = 0$$

$x > 0$ であるから解の公式より

$$x = \frac{-1.0 \times 10^{-3} + \sqrt{1.0 \times 10^{-6} + 7.2 \times 10^{-10}}}{2}$$

$$= \frac{-1.0 \times 10^{-3} + \sqrt{1.00072} \times 10^{-3}}{2}$$

$$\doteqdot \frac{(1.00036 - 1.0) \times 10^{-3}}{2} = 1.8 \times 10^{-7} [mol/L]$$

注　$\sqrt{1.00072}$ を求めるには，n が小さいとき

$(1+n)^{1/2} = 1 + \dfrac{n}{2}$ の近似式を用いるとよい。

(4)$\boxed{17}$　1.34×10^{-5} mol/L の Ag^+ が 1.8×10^{-7} mol/L
になったから，沈殿になった割合は

$$\frac{1.34 \times 10^{-5} - 1.8 \times 10^{-7}}{1.34 \times 10^{-5}} \times 100$$

$$= \frac{1.32 \times 10^{-5}}{1.34 \times 10^{-5}} \times 100 = 98.5 \doteqdot 99\%$$

Ⅳ

〔解答〕

問1 (1)$\boxed{18}$③　$\boxed{19}$①　$\boxed{20}$④　$\boxed{21}$②　(2)$\boxed{22}$⑤

問2 (1)$\boxed{23}$②　(2)$\boxed{24}$⑤

〔出題者が求めたポイント〕

脂肪族アルコールの推定，エタノールとフェノール

〔解答のプロセス〕

問1 (1)　(a), (b)分子式 $C_4H_{10}O$ の物質にはアルコールと
エーテルがあるが，ナトリウムと反応するからアル
コール。

$$2ROH + 2Na \longrightarrow 2RONa + H_2$$

A, B, C, D は次の4つ。

(ア) $CH_3CH_2CH_2CH_2OH$　③，1-ブタノール

(イ) $CH_3CH_2\overset{*}{C}HCH_3$　②，2-ブタノール
　　　　　　　$|$
　　　　　　　OH

　　　　CH_3
　　　　$|$
(ウ) $CH_3-CH-CH_2OH$　④，2-メチル-1-プロパノール

　　　　CH_3
　　　　$|$
(エ) CH_3-C-CH_3　①，2-メチル-2-プロパノール
　　　　$|$
　　　　OH

(c)酸化されにくいBは第三級アルコールの(エ)①。

(e)鏡像異性体があるDは不斉炭素原子$\overset{*}{C}$をもつ(イ)②。

(c), (d)酸化されるAとCは第一級アルコールの(ア)と
(ウ)。(ア)は枝分れがなく棒状であるが，(ウ)は枝分れがあ
り丸味がある。よって(ア)の方が分子同士の接触する面
積が広く，分子間力が強く沸点が高い。よってAは
(ア)③，Cは(ウ)④である。

(2)　Dには $CH_3CH(OH)-$ 構造があり，NaOH と I_2 を
作用すると，特臭ある黄色結晶のヨードホルム CHI_3
⑤が析出する（ヨードホルム反応）。

$$CH_3CH(OH)CH_2CH_3 + 4I_2 + 6NaOH$$
$$\longrightarrow CHI_3 + CH_3CH_2COONa + 5NaI + 5H_2O$$

問2　①エタノールは中性,フェノールは弱酸性である。
②エタノールは酸化によりアセトアルデヒド CH_3CHO を生じるが，フェノールは酸化されない。
③エタノールは呈色しないが，フェノールは紫色に呈色する。
④エタノールは常温で液体であるが，フェノールは固体(融点 41℃)である。
⑤エタノールは $RCOOC_2H_5$，フェノールは

$RCOO-$◯と，ともにエステルをつくる。

　よって(1)の解答は②，(2)の解答は⑤となる。

令和4年度

問 題 と 解 答

英 語

問題

（2科目　100分）

4年度

Ⅰ　次の英文を読み，下の問いに答えよ。（42点）

[1]　Among the proud students receiving diplomas* at the 2008 graduation ceremony at Connecticut* College was a young woman from Uganda* named Beatrice Biira. And what makes her accomplishment so special is that she owes it all to a goat.

[2]　Beatrice grew up in the village of Kisinga in the mountains of Uganda. It is an extremely poor village, and Beatrice, the second oldest of six children, wanted very much to attend school, but her family didn't have the money to pay for it. In fact, the family was so poor that there was often not enough to eat. The only clothing Beatrice owned was a red dress that was cut open in the back so that she could grow into it.

[3]　All of this changed in 1993, when Beatrice was 9 years old, and her mother told her that, through the generosity of an organization named Heifer, they had received a goat. A goat? At the time, Beatrice could not see the value of something like a goat, especially when her mother told her that she would be responsible for caring for the goat.

[4]　Heifer International is a charity based in Little Rock, Arkansas* which raises money to send animals to people in very poor countries. Its goal is to help people to become self-sufficient by providing them with the animals and the education needed to care for them. The people receiving their help have to make the commitment to pass the gift on to others. Beatrice's mother and others in her village had applied to Heifer to receive help. The help came in the form of 12 goats that were distributed to the people in their village. Beatrice's family received one of these goats.

[5]　They named the goat Mugisa, which in Lokonzo, Beatrice's language, means "luck." And soon Beatrice realized how her luck would change because of this goat. Mugisa was pregnant when she came to Beatrice's family and soon gave birth to two more goats. The milk from the goats helped Beatrice

and her siblings* to get healthier, and they were soon able to sell the additional milk. The family earned enough money to send Beatrice to school.

[6]　　Though Beatrice was much older than the other children in school, she didn't mind. She breezed through* the early grades as an excellent student. One day in 1995 a study tour, sponsored* by Heifer, came to visit Beatrice's village. Two women who accompanied the tour, Page McBrier and Lori Lohstoeter, were impressed by Beatrice's passion for learning. They were inspired by her story and decided to write a children's book about her. They called it *Beatrice's Goat*.

[7]　　Beatrice continued to be an excellent student and won a scholarship to a high school in Kampala, the capital of Uganda. While Beatrice was a student there in 2001, *Beatrice's Goat* was published and became a very popular *New York Times* bestseller. Beatrice was asked by Heifer to go on a book tour to the United States. While on this trip, she met a woman, Rosalee Sinn, who would become a great help to her. Ms. Sinn and others helped her obtain a full scholarship to attend the Northfield Mount Hermon School in Massachusetts*, a private preparatory school* that had a program to help international students make the transition* to college. For Beatrice, perhaps the biggest adjustment was the weather. She had never experienced cold weather before.

[8]　　Despite the adjustments, Beatrice did very well at Northfield Mount Hermon, and while she was there, she applied to 11 colleges. She was accepted to half a dozen colleges, including some very prestigious ones. She decided to go to Connecticut College, where she won a scholarship. At first she wanted to become a veterinarian*, but she soon decided to study economics and international studies. She wants to return to Uganda one day and use what she has learned to help her countrymen.

[9]　　So in June 2008, there stood Beatrice in her cap and gown*. This once very poor little girl from one of the poorest villages in the world was now

a college graduate — all because of a goat!

*diplomas ＜ diploma	学位記
Connecticut	コネチカット（米国北東部の州）
Uganda	ウガンダ（アフリカ東部の国）
Arkansas	アーカンソー（米国中南部の州）
siblings ＜ sibling	兄弟姉妹
breezed through ＜ breeze through	楽々とこなす
sponsored ＜ sponsor	資金提供する
Massachusetts	マサチューセッツ（米国北東部の州）
preparatory school	大学進学準備のための高校
transition	移行
veterinarian	獣医
gown	儀式で大学関係者が羽織る礼服

問　本文の内容を踏まえて，次の英文(A)～(G)の空所 　1　 ～ 　7　 に入れる
　　のに最も適当なものを，それぞれ下の①～④のうちから選べ。

(A)　According to the first and second paragraphs, Beatrice 　1　 .

①　achieved her dream of owning a goat while studying at Connecticut
College

②　once hurt her back while taking her dress off because it was too tight

③　was denied a school education due to her family's economic situation

④　moved from Connecticut to Uganda when she was very young

(B)　According to the third paragraph, _____ 2 _____ .

① Beatrice initially did not understand how the goat could improve her life

② Beatrice's family was given a goat by a generous farmer called Heifer

③ Beatrice wondered how much she could get by selling the goat

④ Beatrice's mother thought she was still too young to take care of the goat

(C)　The fourth paragraph explains that _____ 3 _____ .

① Heifer's aim is to profit by making people in poor countries raise animals

② people who received animals from Heifer are prohibited from giving them to others

③ Heifer tries to enable people in poor countries to support themselves economically

④ Beatrice's mother was delighted to receive an unexpected gift from Heifer

(D)　The fifth paragraph states that _____ 4 _____ .

① the goats' milk contributed to both Beatrice's health and education

② Mugisa and Lokonzo both mean "luck" in the language Beatrice spoke in her village

③ Beatrice felt so lucky about the birth of two goats that she named one of them "luck"

④ Beatrice's family sold the goats' milk to the school she entered

(E)　According to the sixth paragraph, [5] .

① Page and Lori were Beatrice's schoolmates who took part in the study tour

② Beatrice's eagerness to study was recognized by people outside the village

③ *Beatrice's Goat* is mainly about the goats that helped people in the village of Kisinga

④ Beatrice didn't like the fact that her schoolmates were much younger than she was

(F)　The seventh paragraph states that [6] .

① Beatrice did not experience any difficulty with the climate in Massachusetts

② Rosalee Sinn was a teacher at the Northfield Mount Hermon School

③ the sales from the goats' milk were enough to pay for Beatrice to go to high school

④ it was not until after *Beatrice's Goat* was published that she studied in the United States

(G)　According to the eighth and ninth paragraphs, Beatrice [7] .

① chose Connecticut College because the other colleges she was accepted to did not have a good reputation

② was accepted to fewer than half of the colleges she applied to

③ believes her knowledge of economics and international studies may benefit the people of Uganda

④ returned to Uganda in June 2008 and ended the poverty of people in her village

Ⅱ　次の英文の空所 8 ～ 12 に入れるのに最も適当なものを，それぞれ
下の①〜④のうちから選び，会話文を完成せよ。（20点）

Two friends, Emily and Miho, are talking online. They are both university
students.

Emily:　Hi, Miho! Long time no see. How are you doing?

Miho:　Great! It's good to finally see you again. ___ 8 ___ since we
　　　　last talked. How have you been?

　　① We've only seen

　　② It's been so long

　　③ I've been doing

　　④ You've never met

Emily:　Good overall, I guess. I recently started a new part-time job at the
　　　　grocery store down the street.

Miho:　Oh, that's exciting. ___ 9 ___ ?

　　① What groceries do you like

　　② When are you going to start

　　③ How do you get there

　　④ How has that been going

Emily:　I really like the job, but it's been hard for me to ___ 10 ___ my
　　　　boss. She's so strict.

　　① come up with

　　② get along with

　　③ go along for

　　④ go over for

Miho: ___11___ . I think it's important to have a good relationship with your boss. If you don't, then the job will become stressful.

① That's too bad

② Thanks for that

③ That's the best

④ Thanks a lot

Emily: Yeah, I agree, but I don't know what I should do.

Miho: Well, maybe she's being strict because you are new. You should ask someone who has worked there for a long time and ___12___ .

① give your thinking

② stop thinking tomorrow

③ get some ideas

④ take them away

Emily: Yeah, you're right. I'll talk to someone at work tomorrow.

Ⅲ　次の英文(A)〜(D)の空所 | 13 | 〜 | 16 | に入れるのに最も適当なものを，そ
れぞれ下の①〜④のうちから選べ。(12点)

(A)　The dentist advised the parents not to let their child (| 13 |) too many
sweets.

①　eat　　　　②　eating　　　③　eaten　　　④　to eat

(B)　She explained the reasons (| 14 |) led her to study medicine.

①　because　　②　by which　　③　why　　　④　that

(C)　When my sister (| 15 |) to Australia next year, she will stay in a
college dormitory.

①　will go　　②　goes　　　③　to go　　　④　go

(D)　(| 16 |) do you like your tea, with or without milk?

①　Whether　　②　How　　　③　What　　　④　Either

Ⅳ　次の英文(A)〜(E)の空所 17 〜 21 に入れるのに最も適当なものを，そ
れぞれ下の①〜④のうちから選べ。(10点)

(A)　John is trying to (17) his sister to visit their grandmother
together.

　①　accuse　　　　②　blame　　　　③　insult　　　　④　persuade

(B)　Susan looks (18), although the exam is said to be very difficult.

　①　elaborate　　　②　confident　　　③　absolute　　　④　harsh

(C)　Considering the heavy rain, the accident was almost (19).

　①　enthusiastic　②　sincere　　　　③　inevitable　　　④　accurate

(D)　Her plan to travel abroad was not met with her parents' (20).

　①　significance　②　poverty　　　　③　approval　　　　④　welfare

(E)　The government introduced successive measures to (21) the
environment for future generations.

　①　precede　　　　②　profess　　　　③　prevent　　　　④　preserve

Ⅴ　次の文(A)～(D)を，与えられた語(句)を用いて英文に訳したとき，空所　22　～
29　に入れるのに最も適当なものを，それぞれ下の①～⑦のうちから選べ。
ただし，文頭に来る語(句)も小文字になっている。(16点)

(A)　人込みの中で，彼女の声が聞こえませんでした。

(　　)(　22　)(　　)(　　)(　23　)(　　)(　　) crowd.

①　make　　　　②　heard　　　　③　the　　　　④　in

⑤　couldn't　　　⑥　she　　　　 ⑦　herself

(B)　数か月にわたるトレーニングを経て，彼女は自分が記録を破る可能性は以前
より高いと信じています。

After months of training, she believes there is a (　　)(　24　)
(　　)(　　)(　25　)(　　)(　　) before.

①　possibility　　②　than　　　　③　her　　　　④　of

⑤　the record　　⑥　greater　　　⑦　breaking

(C)　彼には仕事を辞めるほかに選択肢はありませんでした。

He (　　)(　26　)(　　)(　　)(　27　)(　　)(　　) the
job.

①　resign　　　　②　choice　　　③　to　　　　④　from

⑤　no　　　　　 ⑥　had　　　　 ⑦　but

(D)　研修プログラムへの応募に関心がある学生は，担当者に連絡してください。

(　　)(　28　)(　　)(　　)(　29　)(　　)(　　) our
training program should contact the person in charge.

①　in　　　　　 ②　students　　　③　for　　　　④　applying

⑤　those　　　　⑥　are interested ⑦　who

化　学

問題

（2科目　100分）

4年度

必要があれば，次の数値を用いよ。

原子量：H = 1.0　　　C = 12　　　N = 14　　　O = 16

　　　　S = 32　　　Cl = 35.5　　　Ca = 40　　　Cu = 64

アボガドロ定数：$N_A = 6.02 \times 10^{23}/\text{mol}$

気体定数：$R = 8.31 \times 10^3\,\text{Pa·L}/(\text{K·mol})$

ファラデー定数：$F = 9.65 \times 10^4\,\text{C/mol}$

※　この問題つづりに計算用紙をはさみこんでいます
ので利用してください。

Ⅰ 次の問い(問1～問3)に答えよ。(25点)

問1 次の(1)～(3)の記述 a～c について正しいものはどれか。最も適当なものを
下の＜解答群＞から選べ。ただし，同じものをくり返し選んでもよい。

(1) a 金属結合とは，自由電子の共有による金属原子どうしの化学結合をい
   う。
   b イオン結合とは，陽イオンと陰イオンが静電気的な引力で結びつく化
   学結合をいう。
   c 共有結合とは，原子間で価電子を共有してできる化学結合をいう。

   1

(2) a 一般に，粒子を結びつけている力が弱い物質ほど融点が高くなる。
   b 超臨界流体は，圧力と温度が臨界点を超えた気体とも液体とも区別が
   つかない物質である。
   c 同じ物質の沸点は，外圧によって変化する。

   2

(3) a 不揮発性の非電解質の希薄溶液の浸透圧は，一定量の非電解質を含む
   溶液では溶液の体積に反比例する。
   b 不揮発性の非電解質の希薄溶液の浸透圧は，溶液のモル濃度に反比例
   する。
   c 不揮発性の非電解質の希薄溶液の浸透圧は，絶対温度に反比例する。

   3

＜解答群＞
① a   ② b   ③ c
④ aとb   ⑤ aとc   ⑥ bとc
⑦ aとbとc ⑧ 正しいものはない

問2　硫酸銅（Ⅱ）$CuSO_4$ を 20 ℃の水 100 g に加えて，飽和水溶液を調製した。この飽和水溶液を 60 ℃に温めると，$CuSO_4$ をさらに何 g 溶かすことができるか。その値の十の位と一の位の数を直接マークせよ。$CuSO_4$ は 20 ℃の水 100 g に 20 g，60 ℃の水 100 g に 40 g 溶けるものとする。

十の位：　4

一の位：　5

問3　次の(1)・(2)について答えよ。

(1)　質量モル濃度が 0.050 mol/kg のスクロース水溶液，0.035 mol/kg の塩化ナトリウム水溶液，0.075 mol/kg の尿素水溶液を沸点の高い順に並べたものはどれか。正しいものを次の①〜⑥から選べ。ただし，電解質はすべて電離するものとする。　　　　6

①　スクロース水溶液 ＞ 塩化ナトリウム水溶液 ＞ 尿素水溶液

②　スクロース水溶液 ＞ 尿素水溶液 ＞ 塩化ナトリウム水溶液

③　塩化ナトリウム水溶液 ＞ スクロース水溶液 ＞ 尿素水溶液

④　塩化ナトリウム水溶液 ＞ 尿素水溶液 ＞ スクロース水溶液

⑤　尿素水溶液 ＞ 塩化ナトリウム水溶液 ＞ スクロース水溶液

⑥　尿素水溶液 ＞ スクロース水溶液 ＞ 塩化ナトリウム水溶液

(2)　0.100 mol/kg の塩化カルシウム水溶液の沸点〔℃〕を小数第2位まで求め，その一の位と小数第2位の数字を直接マークせよ。ただし，水の沸点は 100 ℃，水のモル沸点上昇は 0.515 K·kg/mol とし，塩化カルシウムはすべて電離するものとする。

一の位：　7

小数第2位：　8

Ⅱ　次の問い（問1〜問3）に答えよ。（25点）

問1　次の(1)〜(3)の記述を読んで，空欄　9　〜　11　に最も近い数値を，
　　　下の＜解答群＞から選べ。ただし，同じものを繰り返し選んでもよい。また，
　　　$\log_{10}2 = 0.3$ とする。

(1)　25℃での 0.010 mol/L の塩酸 HCl の電離度は1とみなせるので，水素イ
　　　オン濃度は 0.010 mol/L となる。この HCl 水溶液の pH は　9　である。

(2)　25℃での 0.020 mol/L の HCl 水溶液の pH は　10　である。

(3)　酢酸 CH_3COOH は弱酸であり，その電離度は極めて小さい。25℃での
　　　0.60 mol/L の CH_3COOH 水溶液の電離度を 6.7×10^{-3} とすると，この
　　　CH_3COOH 水溶液の pH は　11　となる。

＜解答群＞
①　1.0　　②　1.5　　③　1.7　　④　2.0　　⑤　2.2
⑥　2.4　　⑦　2.7　　⑧　3.0　　⑨　3.3

問2　次の熱化学方程式を用いて，プロパン C_3H_8 の燃焼熱〔kJ/mol〕を求め，その
　　　値の百の位の数を直接マークせよ。

$$C（黒鉛） + O_2（気） = CO_2（気） + 394\,kJ$$
$$2H_2（気） + O_2（気） = 2H_2O（液） + 572\,kJ$$
$$3C（黒鉛） + 4H_2（気） = C_3H_8（気） + 105\,kJ$$

12

問3 白金電極を用いて，硫酸銅（Ⅱ）CuSO₄水溶液に電流を 16 分 5 秒間流し，電気分解をおこなったところ，陰極に銅 Cu が 3.2 g 析出した。次の(1)・(2)に答えよ。

(1) 流した電流〔A〕はいくらか。その値の十の位の数を直接マークせよ。

| 13 |

(2) 陽極で発生する気体の物質量〔mol〕はいくらか。その値の小数第 3 位の数を直接マークせよ。

| 14 |

Ⅲ　次の問い（問1・問2）に答えよ。（25点）

問1　次の図は元素の周期表の概略である。図を見て，下の(1)～(4)に答えよ。

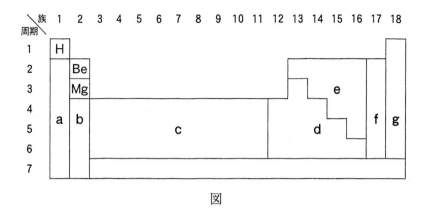

図

(1)　上の図の周期表中の元素群 a, b, c, f, g にあてはまるものの組み合わせが正しいものはどれか。最も適当なものを次の①～⑧から選べ。　15

	元素群 a	元素群 b	元素群 c	元素群 f	元素群 g
①	アルカリ金属	アルカリ土類金属	典型元素	ハロゲン	貴ガス（希ガス）
②	アルカリ金属	アルカリ土類金属	遷移元素	貴ガス（希ガス）	ハロゲン
③	アルカリ金属	アルカリ土類金属	遷移元素	ハロゲン	貴ガス（希ガス）
④	アルカリ金属	アルカリ土類金属	典型元素	貴ガス（希ガス）	ハロゲン
⑤	アルカリ土類金属	アルカリ金属	典型元素	ハロゲン	貴ガス（希ガス）
⑥	アルカリ土類金属	アルカリ金属	遷移元素	貴ガス（希ガス）	ハロゲン
⑦	アルカリ土類金属	アルカリ金属	遷移元素	ハロゲン	貴ガス（希ガス）
⑧	アルカリ土類金属	アルカリ金属	典型元素	貴ガス（希ガス）	ハロゲン

(2)　dの領域に含まれる元素について，最も適当なものを次の①〜⑤から選べ。

$\boxed{16}$

① 典型元素の非金属　　② 遷移元素の金属　　③ 典型元素の金属

④ 遷移元素の非金属　　⑤ 軽金属

(3)　eの領域に含まれる元素の中で，地殻中に最も多く含まれるものを，次の①〜⑤から選べ。

$\boxed{17}$

① 酸素　　　② リン　　　③ ケイ素　　④ 炭素　　　⑤ 硫黄

(4)　次の記述①〜⑤のうち，**誤っている**ものを選べ。

$\boxed{18}$

① 水素元素は，金属元素である。

② 水素原子の原子番号は，1である。

③ 水素分子は，二原子分子である。

④ 水素原子は，他の非金属元素の原子と共有結合によって化合物をつくりやすい。

⑤ 水素分子は，アンモニアや塩化水素の原料となる。

問2　次の(1)・(2)に答えよ。

(1)　塩化ナトリウム $NaCl$ の飽和水溶液にアンモニア NH_3 を十分に吸収させて，二酸化炭素 CO_2 を吹き込んだときに生じる，主な物質の組み合わせとして，適当なものを次の①〜⑤から選べ。

$\boxed{19}$

① NH_4HCO_3 と $NaHCO_3$　　　　② Na_2CO_3 と NH_4Cl

③ Na_2CO_3 と $NaHCO_3$　　　　④ NH_4Cl と NH_4HCO_3

⑤ NH_4Cl と $NaHCO_3$

(2) 次のイオン①〜⑤を含む水溶液のうち，少量の水酸化ナトリウム水溶液を加えると沈殿が生じ，過剰に加えることで生じた沈殿が溶解するものを選べ。

$\boxed{20}$

① Al^{3+} ② Mg^{2+} ③ Ca^{2+} ④ Ag^+ ⑤ Cu^{2+}

Ⅳ　次の問い（問1〜問3）に答えよ。（25点）

問1　次の(1)〜(3)に答えよ。

(1)　エタノールに関する次の①〜⑤の記述のうち，正しいものを選べ。

21

①　エタノールは，単体のナトリウムと反応して，ナトリウムエトキシドになる。

②　エタノールの水溶液は，酸性を示し，水酸化ナトリウムで中和される。

③　濃硫酸を 130 〜 140 ℃に加熱しながらエタノールを少しずつ加えると，主にエチレンが生じる。

④　濃硫酸を 160 〜 170 ℃に加熱しながらエタノールを加えると，主にジエチルエーテルが生じる。

⑤　エタノールを適当な酸化剤で酸化するとアセトンになる。

(2)　ケトンに関する次の①〜⑤の記述のうち，正しいものを選べ。　22

①　ケトンは，カルボニル基の炭素原子に1個または2個の水素原子が結合した化合物である。

②　ケトンは，一般にアルデヒドを酸化することによって生じる。

③　アセトンは，実験室では，酢酸カルシウムを乾留することによって生じる。

④　アセトンは，ヨードホルム反応を示さない。

⑤　アセトンは，還元性を示す。

(3)　分子式が $C_4H_8O_2$ で構造式が互いに異なるエステルをそれぞれ加水分解した。生成物がヨードホルム反応を示すエステルは何種類あるか。また，生成物が銀鏡反応を示すものは何種類あるか。その数を直接マークせよ。

生成物がヨードホルム反応を示すエステル：　23

生成物が銀鏡反応を示すエステル：　24

問 2　次の記述を読んで，下の(1)・(2)に答えよ。

　　　油脂を構成する高級脂肪酸には，ステアリン酸 $C_{17}H_{35}COOH$ のような飽和脂肪酸や二重結合を　25　個もつオレイン酸 $C_{17}H_{33}COOH$ や　26　個もつリノレン酸 $C_{17}H_{29}COOH$ のような不飽和脂肪酸がある。不飽和脂肪酸の二重結合は，ニッケルなどを触媒として高温で反応させることにより，二重結合 1 個につき 1 個の水素分子が付加する。1 種類の不飽和脂肪酸 6.08 g に，触媒の存在下で水素を作用させ，すべて飽和脂肪酸にするために 0.160 g の水素を要した。

(1)　文中の空欄　25　・　26　にあてはまる数を直接マークせよ。

(2)　下線部について，不飽和脂肪酸の分子量が 304 のとき，二重結合の数はいくつか。その数を直接マークせよ。　27

問3　次の記述を読んで，下の(1)・(2)に答えよ。

　　炭素，水素，酸素だけからなる化合物 A の試料 22.0 mg を元素分析装置
で完全に燃焼させたところ，二酸化炭素 55.0 mg，水 27.0 mg を得た。

(1)　化合物 A の組成式 $C_xH_yO_z$ の x，y，z はいくらか。その数について直接
マークせよ。ただし，その数が 10 以上になる場合は，その数の一の位の数
をマークせよ。

x の値：　| 28 |

y の値：　| 29 |

z の値：　| 30 |

(2)　化合物 A の分子量が 88 のとき，単体のナトリウムと反応しない構造異性
体は，何種類あるか。その数を直接マークせよ。ただし，立体異性体は含め
ない。

| 31 |

英　語

解答　　　4年度

I

〔解答〕
(A)　③
(B)　①
(C)　③
(D)　①
(E)　②
(F)　④
(G)　③

〔出題者が求めたポイント〕
選択肢訳
(A)「第1段落、第2段落によると、ベアトリスは、… 。」
　①　コネチカット・カレッジ在学中に、ヤギを飼うという夢を実現した
　②　かつてドレスを脱ぐときに、きつくて背中を痛めたことがある
　③　家庭の経済事情で学校教育を受けられなかった
　④　幼い頃にコネチカット州からウガンダに移住した
(B)「第3段落によると、… 。」
　①　ベアトリスは当初、ヤギがどのように自分の生活を向上させられるのか理解していなかった
　②　ベアトリスの家族は、ハイファーという気前のいい農家からヤギをもらった
　③　ベアトリスは、このヤギを売ったらいくらもらえるのだろうと考えた
　④　ベアトリスの母親は、ベアトリスがまだ若くてヤギの世話をするのは早すぎると思った
(C)「第4段落では、〜 と説明されている。」
　①　ハイファーの目的は、貧しい国の人々に動物を飼育させることによって利益を得ることだ
　②　ハイファーから動物を受け取った人は、他の人にその動物を与えることが禁止されている
　③　ハイファーは、貧しい国の人々が経済的に自活できるようにしようとしている
　④　ベアトリスの母親は、ハイファーからの思いがけない贈り物を受け取って喜んだ
(D)「第5段落では、〜 と述べられている。」
　①　ヤギのミルクは、ベアトリスの健康と教育の両方に貢献した
　②　ムギサとロコンゾは、ベアトリスが村で話していた言葉で、どちらも「幸運」を意味する
　③　ベアトリスは2頭のヤギの誕生をとても幸運だと感じ、そのうちの1頭を「幸運」と名付けた
　④　ベアトリスの家族は、ヤギのミルクを彼女が入学した学校に売った
(E)「第6段落によると、… 。」
　①　ページとローリは、スタディーツアーに参加したベアトリスの同級生だった

　②　ベアトリスの勉強熱心は、村の外の人たちにも認められた
　③　『ベアトリスのヤギ』は、主にキシガ村の人々を助けたヤギの話だ
　④　ベアトリスは、学友が自分よりずっと年下であるという事実が気に入らなかった
(F)「第7段落には、… と述べられている。」
　①　ベアトリスはマサチューセッツの気候に何の困難も感じなかった
　②　ロザリー・シンはノースフィールド・マウントハーモン・スクールの教師だった
　③　ヤギのミルクの売上は、ベアトリスが高校に行くのに十分な金額だった
　④　彼女がアメリカで学ぶことになったのは、『ベアトリスの山羊』が出版された後だった
(G)「第8段落、第9段落によると、ベアトリスは、… 。」
　①　コネチカットの大学を選んだが、それは他の大学の評判が良くなかったからだ
　②　出願した大学の半分以下にしか合格しなかった
　③　経済学と国際学の知識が、ウガンダの人々の役に立つかもしれないと考えている
　④　2008年6月にウガンダに帰国し、自分の村の人々の貧困を解消した

〔全訳〕
〔1〕　2008年、コネチカット・カレッジの卒業式で、学位記を受け取る誇らしげな学生の中に、ウガンダ出身のベアトリス・ビイラという女性がいた。彼女の功績を特別なものにしているのは、そのすべてが一頭のヤギのおかげだということなのだ。
〔2〕　ベアトリスは、ウガンダの山岳地帯にあるキシガという村で育った。そこは非常に貧しい村で、6人兄弟の次女だったベアトリスは、学校に通うことを強く望んでいたが、彼女の家にはそのためのお金がなかった。実際、家族はとても貧しく、しばしば食べるものもままならなかった。ベアトリスが持っていた唯一の服は、成長に合わせて着られるよう、背中が大きく開いた赤いドレスだけだった。
〔3〕　1993年、ベアトリスが9歳のとき、母親から「ハイファーという団体の好意で、ヤギをもらったよ」と聞かされたのがすべての始まりだった。ヤギ？　そのとき、ベアトリスはヤギというものの価値を見いだせなかった。特に、母から「ヤギの世話はあなたの責任よ」と言われてそう思った。
〔4〕　ハイファー・インターナショナルは、アーカンソー州リトルロックに拠点を置く慈善団体で、非常に貧しい国の人々に動物を送るための資金を調達している。その目的は、動物と動物の世話をするのに必要な教育を提供することで、人々の自立を支援することだ。この団体から援助を受けた人たちは、この贈り物を他

の人たちに受け渡していくことを約束しなければならない。ベアトリスの母親や村の人たちは、ハイファーに支援を申し込んでいたのだった。その支援が、12頭のヤギという形でやってきて、村人たちに配られた。ベアトリスの家族はそのうちの1頭を受け取ったのだった。

［5］　そのヤギはムギサと名付けられた。ムギサはベアトリスの言語であるロコンゾ語で「幸運」を意味する。そしてすぐにベアトリスは、このヤギのおかげで自分の運がどう変わるかを理解した。ムギサはベアトリスの家族のもとに来たとき妊娠していて、すぐに2匹のヤギを産んだ。ヤギのミルクはベアトリスとその兄弟姉妹を健康にし、加えてすぐに、余分のミルクを売ることができるようになった。家族はベアトリスを学校に通わせるだけの金を稼ぐようになった。

［6］　ベアトリスは、他の子どもたちよりもずっと年上だったが、気にしなかった。彼女は優秀な生徒として低学年を楽々とこなした。1995年のある日、ハイファーによって資金提供されたスタディーツアーがベアトリスの村を訪れた。このツアーに同行したページ・マクブリアーとローリ・ロースターという2人の女性は、ベアトリスの学習への情熱に感銘を受けた。彼らは彼女の物語に触発され、彼女に関する児童書を書くことにした。その本は、『ベアトリスのヤギ』と名付けられた。

［7］　ベアトリスはその後も優秀な生徒で、ウガンダの首都カンパラにある高校への奨学金を獲得した。ベアトリスがその学校の学生であった2001年、『ベアトリスのヤギ』が出版され、大人気を博してニューヨーク・タイムズ・ベストセラーとなった。ベアトリスはハイファーの要請でアメリカへブック・ツアー（本の販売促進ツアー）に出かけた。この旅で、彼女はロザリー・シンという、後に彼女にとって大きな助けとなる女性と出会った。シンたちは、彼女がマサチューセッツ州のノースフィールド・マウントハーモン・スクールに通うための全額支給奨学金を獲得する手伝いをした。この学校は、留学生の大学進学を支援するプログラムを持つ私立予備校だった。ベアトリスにとって、一番慣れなかったのは天候だったかもしれない。彼女はそれまで、寒い気候を経験したことがなかったのだ。

［8］　こうした適応の苦労にもかかわらず、ベアトリスはノースフィールド・マウントハーモン・スクールで非常に良い成績を収め、在学中に11校の大学に出願した。そして、名門校を含む6大学に合格した。彼女はコネチカット・カレッジに進学することにしたのだが、それはそこの奨学金が得られたからだった。最初彼女は獣医になりたかったが、すぐに経済学と国際学を学ぶことにした。彼女は、いつかウガンダに帰り、学んだことを同胞のために役立てたいと考えている。

［9］　というわけで、2008年6月、ベアトリスは帽子とガウンを身にまとい、そこに立っていた。世界最貧の村から来た、このかつての貧しい少女は、今や大学卒業生なのだ——すべて1頭のヤギのおかげで！

Ⅱ
〔解答〕
8　②
9　④
10　②
11　①
12　③
〔全訳〕
二人の友人、エミリーとミホが、ネット上で会話をしている。彼らは二人とも大学生だ。

エミリー：こんにちは、ミホ！　お久しぶりね。元気だった？
ミホ：　　元気よ！　やっとまた会えたわね。最後に話してから[8]ずいぶん経ったわね。どうしていたの？
エミリー：だいたい良好よ。最近、近所のスーパーで新しくアルバイトを始めたの。
ミホ：　　まあ、それはワクワクするわね。[9]どんな様子なの？
エミリー：仕事はとても好きなのだけど、上司と[10]うまくやっていくのが難しいわ。彼女はとても厳しいのよ。
ミホ：　　[11]それは残念ね。上司と良い関係を持つことは大切だと思うわ。そうでないと、仕事もストレスになるから。
エミリー：ええ、そうね。でも、どうしたらいいのか分からないの。
ミホ：　　まあ、彼女が厳しいのは、あなたが新人だからかもね。長く働いている人に聞いて、[12]何かヒントを得るといいわ。
エミリー：ええ、その通りね。明日仕事場で誰かと話すことにするわ。

Ⅲ
〔解答〕
(A)　①
(B)　④
(C)　②
(D)　②
〔出題者が求めたポイント〕
(A)　let＋O＋動詞原形。この形になる「使役動詞」は、他にmakeとhaveがある。
(B)　ledの主語になる関係代名詞のthatが正解。whyは関係副詞なので、主語になれない。
(C)　時・条件を表す副詞節中は、未来のことは現在形で表す。
(D)　How do you like ～ ?「（好みを尋ねて）～をどのようにするのがお望みですか？」と「（感想を尋ねて）～はどうですか？」の2つの意味がある。ここでは前者。

〔設問訳〕

(A) 歯科医は両親に、子どもに甘いものを食べさせ過ぎないようにとアドバイスした。

(B) 彼女は自分が医学を学ぶに至った理由を説明した。

(C) 私の妹は来年オーストラリアに行くとき、大学の寮に滞在することになる。

(D) 紅茶はミルク入り、ミルクなし、どちらがお望みですか？

IV

〔解答〕

(A)　④

(B)　②

(C)　③

(D)　③

(E)　④

〔出題者が求めたポイント〕

(A) accuse「訴える」。blame「責める」。insult「侮辱する」。persuade「説得する」。

(B) elaborate「複雑な」。confident「自信のある」。absolute「絶対的な」。harsh「厳しい」。

(C) enthusiastic「熱心な」。sincere「誠実な」。inevitable「不可避の」。accurate「正確な」。

(D) significance「重要性」。poverty「貧困」。approval「同意」。welfare「福祉」。

(E) precede「先行する」。profess「明言する」。prevent「防ぐ」。preserve「保護する」。

〔設問訳〕

(A) ジョンは、一緒に祖母を訪ねるべく妹の説得を試みている。

(B) 試験はとても難しいと言われているが、スーザンは自信があるようだ。

(C) 大雨だったことを考えると、事故はほとんど不可避だった。

(D) 彼女の海外旅行の計画は、両親の同意を得られなかった。

(E) 政府は将来の世代のために環境を保護する措置を次々と導入した。

V

〔解答〕

(A)　22　⑤　　23　②

(B)　24　①　　25　⑦

(C)　26　⑤　　27　③

(D)　28　②　　29　①

〔出題者が求めたポイント〕

正解の英文

(A) (She couldn't make herself heard in the) crowd.

(B) 〜 a (greater possibility of her breaking the record than) before.

(C) He (had no choice but to resign from) the job.

(D) (those students who are interested in applying for) our training program 〜.

化　学

解　答

4年度

I

〔解答〕

問1 (1) $\boxed{1}$ ⑦　(2) $\boxed{2}$ ⑥　(3) $\boxed{3}$ ①

問2 $\boxed{4}$ 2　 $\boxed{5}$ 0

問3 (1) $\boxed{6}$ ⑤　(2) $\boxed{7}$ 0　 $\boxed{8}$ 5

〔出題者が求めたポイント〕

化学結合，三態，浸透圧，結晶析出量，沸点の高低

〔解答のプロセス〕

問1　(1) $\boxed{1}$ (a), (b), (c)正

(2) $\boxed{2}$ (a)誤り　融点が高くなる →低くなる。分子間力が弱いと分子の配列は乱れ易い。

(b)正　気体の性質と液体の性質をもっている。

(c)正　飽和蒸気圧＝外圧となる温度が沸点である。

(3) $\boxed{3}$ (a)正　ファントホッフの法則　$\Pi V = nRT$ において，n, Tが同じならば，Π と V は反比例する。

(b)誤り　$\Pi = cRT$ なので，Π は c に比例する。

(c)誤り　Π は T に比例する。

問2 $\boxed{4}$, $\boxed{5}$　20℃で水100gに溶けたCuSO₄は20g。60℃では水100gに40g溶けるから，さらに溶かすことのできるCuSO₄は　40−20＝20g。

よって十の位の数 $\boxed{4}$ は2，一の位の数 $\boxed{5}$ は0。

水和水(結晶水)については記述がないので考えなくてよい。

問3　(1) $\boxed{6}$ NaClは電解質でNa⁺とCl⁻に電離するから溶質粒子の質量モル濃度は0.070mol/kg。沸点上昇度は溶質粒子の質量モル濃度に比例するから，沸点の高さの順は，尿素水溶液＞塩化ナトリウム水溶液＞スクロース水溶液　となる。

(2) $\boxed{7}$ CaCl₂は Ca²⁺と2Cl⁻に電離するから，溶質粒子の質量モル濃度は0.300mol/kgである。

沸点上昇度の公式　$\Delta t = K_f m$　より

$\Delta t = 0.515\,K \cdot kg/mol \times 0.300\,mol/kg$

$= 0.1545 \fallingdotseq 0.15\,K$

沸点は　100＋0.15＝100.15℃

よって一の位の数 $\boxed{7}$ は0，小数第二位の数 $\boxed{8}$ は5。

II

〔解答〕

問1 (1) $\boxed{9}$ ④　(2) $\boxed{10}$ ③　(3) $\boxed{11}$ ⑥

問2 $\boxed{12}$ 2

問3 (1) $\boxed{13}$ 1　(2) $\boxed{14}$ 5

〔出題者が求めたポイント〕

酸水溶液のpH，熱化学，電気分解

〔解答のプロセス〕

問1　(1) $\boxed{9}$　pH $= -\log_{10}[H^+] = -\log_{10}(1.0 \times 10^{-2})$

$= 2.0$

(2) $\boxed{10}$　pH $= -\log_{10}(2.0 \times 10^{-2})$

$= 2 - \log_{10} 2.0 = 1.7$

(3) $\boxed{11}$　$[H^+] = 0.60\,mol/L \times 6.7 \times 10^{-3}$

$= 4.02 \times 10^{-3} \fallingdotseq 2.0^2 \times 10^{-3}\,mol/L$

pH $= -\log_{10}(2.0^2 \times 10^{-3})$

$= 3 - 2\log_{10} 2.0 = 2.4$

問2　プロパンの燃焼熱は

$C_3H_8(気) + 5O_2(気)$

$= 3CO_2(気) + 4H_2O(液) + Q\,kJ$

と表されるから，与式を順に(i)，(ii)，(iii)として

(i)×3＋(ii)×2−(iii)　より

$C_3H_8(気) + 5O_2(気)$

$= 3CO_2(気) + 4H_2O(液) + 2221\,kJ$

よって百の位の数 $\boxed{12}$ は2。

問3　陽極の反応　$2H_2O \longrightarrow O_2 + 4H^+ + 4e^-$

陰極の反応　$Cu^{2+} + 2e^- \longrightarrow Cu$

(1) $\boxed{13}$　析出したCuは　$\dfrac{3.2\,g}{64\,g/mol} = 0.050\,mol$

よって流れた電子は0.10mol，電気量は 9.65×10^3 C，流した電流を x〔A〕とすると

x〔A〕$\times (60 \times 16 + 5)s = 9.65 \times 10^3$ C

$x = 10$〔A〕

よって十の位の数 $\boxed{13}$ は1。

(2) $\boxed{14}$　e⁻の数より，同じ電気量で生じるCuとO₂の物質量の比は2:1とわかるから，Cuが0.050mol析出したとき発生するO₂は0.025mol

よって小数第3位の数 $\boxed{14}$ は5

III

〔解答〕

問1 (1) $\boxed{15}$ ③　(2) $\boxed{16}$ ③　(3) $\boxed{17}$ ①　(4) $\boxed{18}$ ①

問2 (1) $\boxed{19}$ ⑤　(2) $\boxed{20}$ ①

〔出題者が求めたポイント〕

元素の周期表，水素元素，アンモニアソーダ法，両性金属イオン

〔解答のプロセス〕

問1　(1) $\boxed{15}$ Hを除く1族元素はアルカリ金属，Be，Mgを除く2族元素はアルカリ土類金属という。3〜11族の元素は遷移元素である。また17族元素はハロゲン，18族元素は貴ガスという。

(2) $\boxed{16}$ 12〜18族は典型元素で，そのうち金属元素はdの領域に位置している。

(3) $\boxed{17}$ 地殻に含まれる元素は多い順にO，Si，Al，Fe，Caで，eの領域に位置しているのはOとSiである。

(4) $\boxed{18}$　①誤り　水素は非金属元素である。

②〜④正

⑤正　$3H_2 + N_2 \longrightarrow 2NH_3$

$H_2 + Cl_2 \longrightarrow 2HCl$

問2　(1) $\boxed{19}$ アンモニアソーダ法の第一段階の反応である。

$NaCl + H_2O + NH_3 + CO_2$

$$\longrightarrow NH_4Cl + NaHCO_3$$

(2)⑳少量の NaOH で生じた沈殿が多量の NaOH に溶けるのは両性金属のイオンである。

$$Al^{3+} + 3OH^- \longrightarrow Al(OH)_3$$
$$Al(OH)_3 + OH^- \longrightarrow [Al(OH)_4]^-$$
テトラヒドロキシドアルミン酸イオン

Ⅳ

〔解答〕

問1(1)㉑①　(2)㉒③　(3)㉓2　㉔2
問2(1)㉕1　㉖3　(2)㉗4
問3(1)㉘5　㉙2　㉚1　(2)㉛6

〔出題者が求めたポイント〕

エタノール，ケトン，エステル，高級脂肪酸，
組成式の算出，エーテルの異性体

〔解答のプロセス〕

問1　(1)㉑①正　−OH の H は陽性なので Na と反応する。

$$2C_2H_5OH + 2Na \longrightarrow 2C_2H_5ONa + H_2$$
ナトリウムエトキシド

②誤り　エタノールは中性物質で，水酸化ナトリウムと反応しない。

③，④誤り　130 〜 140℃ ではジエチルエーテルが生じ，160 〜 170℃ ではエチレンが生じる。

$$2C_2H_5OH \xrightarrow[\text{分子間脱水}]{130 \sim 140℃} C_2H_5OC_2H_5 + H_2O$$
ジエチルエーテル

$$CH_3CH_2OH \xrightarrow[\text{分子内脱水}]{160 \sim 170℃} CH_2{=}CH_2 + H_2O$$
エチレン

⑤誤り　アセトン→アセトアルデヒドを経て酢酸

$$CH_3CH_2OH + O \longrightarrow CH_3CHO + H_2O$$
アセトアルデヒド

$$CH_3CHO + O \longrightarrow CH_3COOH$$
酢酸

(2)㉒①誤り　ケトンではカルボニル基の炭素原子に水素原子は結合していない。水素原子が結合しているのはアルデヒドである。

②誤り　アルデヒドを酸化するとカルボン酸になる。第二級アルコールの酸化でケトンが生じる。

③正　$(CH_3COO)_2Ca \longrightarrow CH_3COCH_3 + CaCO_3$
アセトン

④誤り　CH_3CO-構造をもつのでヨードホルム反応を示す。

$$CH_3COCH_3 + 3I_2 + 4NaOH$$
$$\longrightarrow CHI_3 + CH_3COONa + 3NaI + 3H_2O$$
ヨードホルム

⑤誤り　還元性を示さない。

(3)㉓, ㉔ 分子式 $C_4H_8O_2$ のエステルは次の4種類。

(ア) $HCOOCH_2CH_2CH_3$　(イ) $HCOOCH(CH_3)_2$
(ウ) $CH_3COOCH_2CH_3$　(エ) $CH_3CH_2COOCH_3$

加水分解生成物は

(ア)→(カ) $HCOOH$,　(キ) $CH_3CH_2CH_2OH$
(イ)→(カ) $HCOOH$,　(ク) CH_3CHCH_3
　　　　　　　　　　　　　　　　　$\overset{|}{OH}$
(ウ)→(ケ) CH_3COOH,　(コ) CH_3CH_2OH
(エ)→(サ) CH_3CH_2COOH,　(シ) CH_3OH

加水分解生成物のうちヨードホルム反応を示すのは $CH_3CH(OH)-$構造をもつ(ク)の 2-プロパノールと(コ)のエタノール，銀鏡反応を示すのは分子内にアルデヒド基(ホルミル基)をもつ(カ)のギ酸である。

$$H-C\underset{OH}{\overset{O}{\diagdown}}$$

よって生成物がヨードホルム反応を示すエステルの数㉓は(イ), (ウ)の 2，生成物が銀鏡反応を示すエステルの数㉔は(ア), (イ)の 2。

問2(1)㉕, ㉖　(i)オレイン酸は飽和のステアリン酸に比べて H 2原子少ないので，C=C の数㉕は1である。

(ii)リノレン酸はステアリン酸に比べて H 6原子少ないので C=C の数㉖は3である。

(2)不飽和脂肪酸 6.08g は $\dfrac{6.08\,g}{304\,g/mol} = 0.0200\,mol$

水素 0.160g は $\dfrac{0.160\,g}{2.0\,g/mol} = 0.0800\,mol$

不飽和脂肪酸 1mol あたり H_2 4mol が付加するから C=C の数㉗は 4 である。

問3(1)㉘, ㉙, ㉚

C 原子の質量：$55.0\,mg \times \dfrac{12}{44} = 15.0\,mg$

H 原子の質量：$27.0\,mg \times \dfrac{2.0}{18} = 3.00\,mg$

O 原子の質量：$22.0 - (15.0 + 3.0) = 4.0\,mg$

組成式を $C_xH_yO_z$ とすると

$$x : y : z = \dfrac{15.0}{12} : \dfrac{3.00}{1.0} : \dfrac{4.0}{16}$$
$$= 1.25 : 3.00 : 0.25 = 5 : 12 : 1$$

よって x の値㉘は 5，y の値は 12 なので㉙は 2，z の値㉚は 1 である。

(2)組成式 $C_5H_{12}O$ の式量は 88 で分子量と同じであるから分子式も $C_5H_{12}O$。この分子式に該当する物質にはアルコールとエーテルがあるが，ナトリウムと反応しないからエーテル。

炭素数より該当するエーテルは $CH_3-O-C_4H_9$ と $C_2H_5-O-C_3H_7$ と二大別できる。

C_4H_9-には $CH_3CH_2CH_2CH_2-$, $CH_3CH_2\overset{|}{\underset{CH_3}{C}}HCH_3$

$CH_3-\overset{|}{\underset{CH_3}{C}}H-CH_2-$, $CH_3-\overset{CH_3}{\underset{|}{\overset{|}{C}}}-CH_3$ の4種類，

C_3H_7-には $CH_3CH_2CH_2-$, $CH_3\overset{|}{\underset{}{C}}HCH_3$ の2種類があるから，エーテルの構造異性体の数㉛は 6 である。

令和3年度

問 題 と 解 答

英 語

問題

(2科目　100分)

3年度

I　次の英文を読み，下の問いに答えよ。(42点)

[1]　It might come as a bit of a surprise, but tulips, the vividly* colored yet rather ordinary flowers, have an extraordinary history.　Today the country most commonly associated with tulips is Holland.　However, that was not always the case.　No one is sure where the first tulips came from, but we do know that it was not Holland.　The first wild tulips probably grew thousands of years ago somewhere in the region between Northern China and Southern Europe.

[2]　Turkish rulers, called sultans, were captivated* by the tulip.　From the late fifteenth to early eighteenth centuries, tulips were associated with wealth and high social position in Turkey.　There were special festivals to celebrate the tulip.　On the night of the full moon, crystal vases filled with the most exceptional tulip varieties were placed around the Sultan's gardens. Crystal lanterns* lit up the enchanting* flowers.　Songbirds in cages entertained the guests, who dressed in a dizzying* range of colors to match the beautiful flowers.　Access to the distinctive* flowers was controlled by law. It was illegal for most ordinary Turks to grow, buy, or sell them.

[3]　Europeans traveling in Turkey admired the beautiful flowers and brought back descriptions of the extraordinary Turkish tulips.　As far as we know, the first tulip bulbs* from Turkey were sent to the famous botanist* Carolus Clusius (1526-1609) at the Royal Medicinal Gardens in Vienna in the late 1500s.　The bulbs arrived in Holland some years later when Clusius moved to Leiden, taking the Turkish bulbs with him.　There he planted them in the Leiden Botanical Gardens.

[4]　At that time, merchants in Holland had become very rich from trading with other countries.　These Dutch merchants built large, luxurious houses to show off their wealth.　And like the Turkish sultans, they wanted the most dramatic varieties of tulips for their gardens.　But there was a

problem. Clusius did not want to share his tulips. To get them, people had to sneak* into the botanical garden and steal the bulbs.

[5]   Because tulips were so difficult to get and so many wealthy people wanted them, the flowers became very expensive. At first only wealthy merchants could afford them. But in 1630 a new profession began: tulip trading. Traders bought tulip bulbs and then resold them at a much higher price. It seemed an easy way to make money fast.

[6]   Soon the obsession* with tulips had become widespread. Everyone was borrowing money to buy tulip bulbs. Ordinary farmers and workers risked their livelihoods* to buy them. In 1633 one man traded his farmhouse for three bulbs. In 1636 one bulb sold for an astonishing 5,200 guilders*. That was as much money as a rich merchant made in a year! The whole country was wild for tulips. Soon, everyone had tulip fever.

[7]   Today, we can see that the Dutch were not thinking clearly. They believed that tulip prices would rise forever. But of course that was an illusion*. The traders came to their senses first. From one day to the next, they stopped buying tulip bulbs. The demand for tulip bulbs evaporated*, and the tulip markets crashed. Bulbs worth 5,000 guilders one day were worth nothing the next. The lives of ordinary people were destroyed. They lost everything: their homes, their land, their farms, and their life savings.

[8]   Tulip fever was a disaster for ordinary people in Holland, but the financial markets survived. Today, the tulip is a flower for everyone, not just the rich. That is good news for the Dutch, who make hundreds of millions of dollars a year from tulip sales to ordinary people all over the world.

*vividly   鮮やかに
 captivated ＜ captivate   魅了する
 lanterns ＜ lantern   ランタン，手さげランプ
 enchanting   魅惑的な，ほれぼれするような

dizzying	目がくらむような
distinctive	独特な
bulbs ＜ bulb	球根
botanist	植物学者
sneak	こっそり入る
obsession	取りつかれること
livelihoods ＜ livelihood	生計
guilders ＜ guilder	ギルダー（オランダの旧通貨単位）
illusion	思い違い
evaporated ＜ evaporate	消えてなくなる

問　本文の内容を踏まえて，次の英文(A)〜(G)の空所 $\boxed{1}$ 〜 $\boxed{7}$ に入れる
のに最も適当なものを，それぞれ下の①〜④のうちから選べ。

(A)　According to the first paragraph, $\boxed{1}$.

① Chinese and European flowers were mixed to create the first tulips

② the exact origin of tulips is unknown

③ vividly colored tulips are not usual

④ we are certain that tulips first came from Holland

(B)　According to the second paragraph, $\boxed{2}$.

① many Turks were not allowed to own tulips

② rare tulips were planted around crystal vases in the Sultan's gardens

③ songbirds were dressed in bright colors in the Sultan's gardens

④ the Turkish tulips did not blossom except on the night of the full moon

(C)　The third paragraph explains that ☐ 3 ☐ .

① Carolus Clusius found tulips while traveling in Turkey

② Carolus Clusius moved to Leiden some years after the tulips arrived in Holland

③ the first wild tulips in Europe were discovered in Vienna

④ travelers coming back from Turkey told other Europeans about the beauty of the tulips

(D)　According to the fourth paragraph, ☐ 4 ☐ .

① Dutch merchants secretly entered the Turkish sultans' gardens to obtain the tulip bulbs

② merchants in Holland built big houses in order to cultivate tulips

③ the famous botanist wanted to prevent other people from acquiring his tulips

④ unlike the Turkish sultans, Clusius did not own the most beautiful types of tulips

(E)　According to the fifth and sixth paragraphs, ☐ 5 ☐ .

① an illness with a high fever caused by tulip bulbs spread all over the country

② everyone put their lives in danger trying to find tulip bulbs in the wild

③ some people spent more than they could easily afford on tulip bulbs

④ traders could not make money because few people wanted to buy tulips

(F)　In the seventh paragraph, the author says that 　6　 .

① 　Dutch people did not realize at first that tulip prices would fall one day

② 　people lost money when a great number of tulip bulbs suddenly disappeared

③ 　the traders and ordinary people profited when the market crashed

④ 　the tulip bulbs Dutch people bought did not exist but in their dreams

(G)　According to the eighth paragraph, 　7　 .

① 　everyone in Holland is losing money from tulip sales

② 　despite past experience, the Dutch are still strongly connected with the tulip

③ 　the Dutch buy tulips from people all over the world

④ 　today, rich people no longer want tulips while ordinary people still like them

Ⅱ 次の英文の空所 8 ～ 12 に入れるのに最も適当なものを，それぞれ
下の①〜④のうちから選び，会話文を完成せよ。(20点)

*Hisayo, from Japan, is a foreign exchange student in Dublin, Ireland. She
goes into a bank to exchange Japanese yen for euro.*

Bank clerk: Hi. How can I help you?

Hisayo: I'd like to exchange some Japanese yen for euro.

Bank clerk: No problem, 8 . How much would you like to
change?

① I can help you with that

② it can be helpful

③ that's a big help

④ you can help me out

Hisayo: How much can I get for ¥10,000? I need some cash to buy
9 .

① a gift for my host mother

② dinner for my friend

③ souvenirs for my friends in Japan

④ warm winter clothes for my classmates

Bank clerk: Oh, you're staying with a family? That's nice. 10 ?

① How long have you been in Ireland

② What does your host mother do

③ Where do you want to buy souvenirs

④ Why do you need warm clothes

Hisayo: About a year. I came here because I'm interested in studying Irish literature.

Bank clerk: That sounds very interesting. I hope it ☐11☐ for you. As for your exchange, ¥10,000 will get you €83.42. Does that sound ok?

① goes by

② goes in

③ goes off

④ goes well

Hisayo: ☐12☐ . Thank you very much.

① I don't mind

② I think so

③ It's true

④ It's wrong

Ⅲ　次の英文(A)～(D)の空所 13 ～ 16 に入れるのに最も適当なものを，それぞれ下の①～④のうちから選べ。(12点)

(A) I could not get my son (13) that studying was important for his future.

① to realize　　② realize　　③ realizing　　④ realized

(B) (14) she was a little tired, she decided not to go out after dinner.

① As　　　　② Because of　　③ So　　　　④ Therefore

(C) I hope dinner will be ready by the time she (15) home.

① come　　　　　　　　② comes

③ will come　　　　　　④ will have come

(D) (16) of the children wanted to stay outdoors after school.

① Almost　　② Most　　③ Much　　④ No

Ⅳ 次の英文(A)～(E)の空所 17 ～ 21 に入れるのに最も適当なものを，それぞれ下の①～④のうちから選べ。（10点）

(A) To make the country better, each person must vote according to his or her own (17).
① absence ② conscience ③ indifference ④ innocence

(B) Thirty years ago today, the two armies fought a (18) battle in the very place where we are standing now.
① blank ② capital ③ fierce ④ neutral

(C) I have to walk to the supermarket because my car is (19) repair.
① behind ② during ③ inside ④ under

(D) Only those who have special (20) from the police can park in this area.
① government ② hostage ③ permission ④ resistance

(E) She (21) a minor position in the local government.
① manifests ② occupies ③ reduces ④ transports

V　次の文(A)〜(D)を，与えられた語(句)を用いて英文に訳したとき，空所 [22] 〜
[29] に入れるのに最も適当なものを，それぞれ下の①〜⑦のうちから選べ。

(16点)

(A)　食べすぎたので，夕食のあと吐きそうな気分になりました。

Too (　　) ([22]) (　　) (　　) ([23]) (　　) (　　)
after dinner.

①　feel　　②　food　　③　like　　④　made

⑤　me　　⑥　much　　⑦　throwing up

(B)　昨晩，熊のようなものを見たのですが，それは大きな猪だと判明しました。

Last night, I (　　) ([24]) (　　) (　　) ([25]) , (　　)
(　　) turned out to be a big wild boar.

①　a bear　　②　but　　③　it　　④　like

⑤　looked　　⑥　saw　　⑦　what

(C)　台所をきれいにするのに三時間もかかってしまいました。

It (　　) ([26]) (　　) (　　) ([27]) (　　) (　　) clean
the kitchen.

①　less　　②　me　　③　no　　④　than

⑤　three hours　　⑥　to　　⑦　took

(D)　すべての薬は，子どもたちの目の届かないところにしまっておくべきです。

You (　　) ([28]) (　　) (　　) ([29]) (　　) (　　) of
children.

①　all　　②　of　　③　out　　④　should

⑤　store　　⑥　the medicines　　⑦　the sight

化　学

問題

（2科目　100分）

必要があれば，次の数値を用いよ。

原子量：H＝1.0　　　C＝12　　　N＝14　　　O＝16

S＝32　　　Cu＝64

アボガドロ定数：$N_A = 6.02 \times 10^{23}/\text{mol}$

気体定数：$R = 8.31 \times 10^3 \, \text{Pa·L}/(\text{K·mol})$

ファラデー定数：$F = 9.65 \times 10^4 \, \text{C/mol}$

Ⅰ　次の問い（問 1 ～問 3 ）に答えよ。(23点)

問 1　共有結合，金属結合，水素結合，ファンデルワールス力のうち，分子間力
　　　となり得るものはいくつあるか。その数を直接マークせよ。　　　　　1

問 2　圧力一定の時，一定物質量の気体の体積は，温度が 1 K 上昇するごとに，
　　　0 ℃における体積の 1 / 　A 　倍ずつ増加する。　A 　に入る数字の十
　　　の位の数を直接マークせよ。　　　　　　　　　　　　　　　　　　　2

問 3　次の(1)～(3)の記述 a ～ c について正しいものはどれか。最も適当なものを
　　　下の＜解答群＞から選べ。ただし，同じものを繰り返し選んでもよい。

(1)　a　固体の溶解においては，溶解度まで溶質を溶かした溶液を飽和溶液と
　　　　　いう。
　　　b　モル濃度は溶媒 1 L に溶けている溶質の量を物質量〔mol〕で表した濃
　　　　　度である。
　　　c　分子量 180 の非電解質の物質が 1.8 g 溶けている 100 mL の水溶液の
　　　　　浸透圧は，27 ℃で，2.49×10^2 Pa である。
　　　　　　　　　　　　　　　　　　　　　　　　　　　　　　　　　　3

(2)　a　結晶格子における最小の繰り返し単位を単位格子という。
　　　b　結晶中の 1 個の粒子から最も近いところに存在するほかの粒子の数を
　　　　　配位数という。
　　　c　単位格子の一辺の長さが同じ体心立方格子と面心立方格子に含まれる
　　　　　原子の半径を比べると，面心立方格子は体心立方格子の 1.5 倍である。
　　　　　　　　　　　　　　　　　　　　　　　　　　　　　　　　　　4

(3)　a　第一イオン化エネルギーが大きい原子ほど，陽イオンになりやすい。

　　　b　同族元素のイオンを比較すると，原子番号が大きいほど，イオン半径
　　　　も大きい。

　　　c　電子親和力が大きい原子ほど，陰イオンになりやすい。

| 5 |

＜解答群＞

① a　　　　② b　　　　③ c　　　　④ aとb

⑤ aとc　　⑥ bとc　　⑦ aとbとc　⑧ 正しいものはない

Ⅱ　次の問い（問１～問３）に答えよ。(17点)

問１　白金を電極に用いて，硫酸銅(Ⅱ) $CuSO_4$ 水溶液を 0.50 A の電流で 38 分
30 秒間電気分解したとき，陰極に析出する物質の質量〔g〕はいくらか。その値
の小数第３位を四捨五入し，小数第１位，小数第２位の数を直接マークせよ。

　　　　　小数第１位：　6　　　小数第２位：　7

問２　アンモニア NH_3 の生成熱はいくらか。その値の小数第１位を四捨五入し，
十の位，一の位の数を直接マークせよ。ただし，H−H 結合の結合エネルギー
は 436 kJ/mol，N≡N 結合の結合エネルギーは 945 kJ/mol，N−H 結合の結合
エネルギーは 390 kJ/mol とする。

　　　　　十の位：　8　　　一の位：　9

問３　化学反応 A ＋ B ⇄ C において，触媒を用いたときに，次の a ～ d のう
ち，変化するものはどれか。最も適当な組み合わせを下の①～⑥から選べ。

　　　　　10

　　　a　A ＋ B → C の活性化エネルギーの値
　　　b　C → A ＋ B の活性化エネルギーの値
　　　c　A ＋ B → C の反応熱の値
　　　d　A ＋ B → C の反応速度の値

　　①　a と c　　　　　②　b と d　　　　　③　a と b と c
　　④　a と b と d　　　⑤　b と c と d　　　⑥　a と b と c と d

Ⅲ　次の問い（問1〜問4）に答えよ。（30点）

問1　次の(1)〜(5)の各記述a〜cについて正しいものはどれか。最も適当なもの
　　　を下の＜解答群＞から選べ。ただし，同じものを繰り返し選んでもよい。

(1)　a　ハロゲンの単体の酸化力は，原子番号が小さいほど強い。

　　　b　塩素は，常温で黄緑色の気体である。

　　　c　ヨウ素は，水に溶けやすく，水と反応しやすい。

　　　　　　　　　　　　　　　　　　　　　　　　　　　　　11

(2)　a　炭酸ナトリウムは，重曹ともいわれる。

　　　b　酸化カルシウムは，生石灰ともいわれる。

　　　c　硫酸カルシウム二水和物は，セッコウともいわれる。

　　　　　　　　　　　　　　　　　　　　　　　　　　　　　12

(3)　a　次亜塩素酸ナトリウムは，酸化力が強く，漂白剤，殺菌剤として使わ
　　　　　れる。

　　　b　フッ化銀以外のハロゲン化銀は，水によく溶ける。

　　　c　フッ化水素酸は，褐色のガラスビンに保存しなければならない。

　　　　　　　　　　　　　　　　　　　　　　　　　　　　　13

(4)　a　アルミニウムは，ボーキサイトから得られる酸化アルミニウムの融解
　　　　　塩（溶融塩）電解により得られる。

　　　b　ルビーやサファイアの主成分は，酸化アルミニウムである。

　　　c　硫酸アルミニウムと硫酸カリウムの混合水溶液を濃縮して得られる
　　　　　ミョウバンは，正八面体の結晶である。

　　　　　　　　　　　　　　　　　　　　　　　　　　　　　14

(5)　a　銅と亜鉛の合金を青銅，銅とスズの合金を黄銅という。

　　　b　単体の銅は，粗銅を電解精錬して得られる。

　　　c　銅を空気中で加熱すると黒色の酸化銅(Ⅱ)となり，さらに1000℃以上に加熱すると赤色の酸化銅(Ⅰ)になる。

$$\boxed{15}$$

＜解答群＞

①　a　　　　　②　b　　　　　③　c　　　　　④　aとb

⑤　aとc　　　⑥　bとc　　　⑦　aとbとc　⑧　正しいものはない

問2　Ag^+，Al^{3+}，Ca^{2+}，Fe^{3+}，Na^+，Pb^{2+}，Zn^{2+}の金属イオンを含む混合水溶液がある。この水溶液を酸性にして，H_2S を通じたとき，沈殿する金属イオン2つはどれか。最も適当なものを次の①〜⑦から選べ。ただし，解答の順序は問わない。　$\boxed{16}$ ， $\boxed{17}$

①　Ag^+　　②　Al^{3+}　　③　Ca^{2+}　　④　Fe^{3+}　　⑤　Na^+

⑥　Pb^{2+}　　⑦　Zn^{2+}

問3　一酸化窒素，二酸化窒素を実験室で，2つの物質を使用してつくるとき，最も適当な物質を下の①〜⑨から選べ。ただし，同じものを繰り返し選んでよい。また，物質については，解答の順序を問わない。

一酸化窒素：物質　$\boxed{18}$ ， $\boxed{19}$

二酸化窒素：物質　$\boxed{20}$ ， $\boxed{21}$

①　炭酸カルシウム　　②　銅　　　　　　　③　鉄

④　濃硝酸　　　　　　⑤　希硝酸　　　　　⑥　塩素酸カリウム

⑦　塩化アンモニウム　⑧　硫化鉄　　　　　⑨　亜鉛

問 4　硫酸の性質について，正しいものはどれか。次の①～⑤から選べ。　22

①　濃硫酸は，粘性が高い黄色の液体である。

②　濃硫酸は，吸湿性があり，乾燥剤として用いられる。

③　濃硫酸は，揮発性の酸である。

④　加熱した濃硫酸には，強い還元作用がある。

⑤　アルカリ土類金属元素と硫酸の塩は，水によく溶ける。

Ⅳ　次の問い(問1～問3)に答えよ。(30点)

問1　次の(1)～(5)中の ┃ 23 ┃ ～ ┃ 28 ┃ にあてはまる最も適当な化合物名を，
　　　下の＜解答群＞から選べ。ただし，同じものを繰り返し選んでもよい。

(1)　エタノールを硫酸酸性の二クロム酸カリウム水溶液に加えて加熱し，蒸留
　　　すると ┃ 23 ┃ が得られる。さらに， ┃ 23 ┃ が酸化されると ┃ 24 ┃ にな
　　　る。

(2)　エタノールと ┃ 24 ┃ との混合物に触媒として少量の濃硫酸を加えて加熱
　　　すると ┃ 25 ┃ になる。

(3)　エタノールは，濃硫酸との加熱により縮合反応を起こし， ┃ 26 ┃ になる。

(4)　化合物 ┃ 23 ┃ ～ ┃ 26 ┃ のうち，銀鏡反応を示すのは， ┃ 27 ┃ である。

(5)　化合物 ┃ 23 ┃ ～ ┃ 26 ┃ のうち，エステル結合をもつのは， ┃ 28 ┃ で
　　　ある。

＜解答群＞
① 酢酸　　　　　　　② アセトン　　　　　③ エチレン
④ アセトアルデヒド　⑤ ジエチルエーテル　⑥ ホルムアルデヒド
⑦ 酢酸エチル　　　　⑧ アセチレン

問2　不純物を含むエタノール 12.5 mL に濃硫酸を加え，約 170℃で加熱すると脱水反応が起こり，化合物 X が 5.60 g 生じた。エタノールの純度（質量パーセント）はいくらか。最も適当なものを次の①〜⑥から選べ。ただし，不純物を含むエタノールの密度を 0.800 g/cm³ とし，化学反応は完全に進行して，エタノールに含まれる不純物は反応に関与しないものとする。　29

① 59　　　　　　② 68　　　　　　③ 74
④ 84　　　　　　⑤ 92　　　　　　⑥ 95

問3　炭素，水素，酸素からなる，分子量が 100 以下の有機化合物 Y を 7.4 mg 完全燃焼させると，CO_2 17.6 mg と H_2O 9.0 mg が生成した。以下の(1)・(2)に答えよ。

(1)　この有機化合物 Y の異性体は，Y を含めていくつあるか。その数を直接マークせよ。ただし，鏡像異性体は含めない。　30

(2)　この有機化合物 Y の異性体のうち，Y を含めて不斉炭素原子を持つ化合物はいくつあるか。その数を直接マークせよ。　31

英　語

解答　3年度

I

〔解答〕
(A) ②
(B) ①
(C) ④
(D) ③
(E) ③
(F) ①
(G) ②

〔出題者が求めたポイント〕
選択肢訳
(A)「第1段落によれば、…。」
① 中国の花とヨーロッパの花を掛け合わせて、最初のチューリップを作った
② チューリップの正確な起源は知られていない
③ 鮮やかな色のチューリップは普通ではない
④ チューリップが最初にオランダから来たのは確かだ
(B)「第2段落によれば、…。」
① 多くのトルコ人はチューリップを所有することを許されなかった
② 珍しいチューリップが、スルタンの庭のクリスタル花瓶の周りに植えられた
③ 鳴き鳥たちは、スルタンの庭で明るい色の服を着ていた
④ トルコのチューリップは満月の夜以外には咲かなかった
(C)「第3段落は、…と説明している。」
① カロルス・クルシウスは、トルコを旅行中にチューリップを見つけた
② カロルス・クルシウスは、チューリップがオランダに到着した数年後ライデンに移った
③ ヨーロッパで最初の野生のチューリップはウィーンで発見された
④ トルコから帰ってきた旅行者たちは、他のヨーロッパ人にチューリップの美しさを語った
(D)「第4段落によれば、…。」
① オランダの商人たちは、チューリップの球根を得るためにトルコのスルタンの庭に忍び込んだ
② オランダの商人たちは、チューリップを栽培するために大きな家を建てた
③ 有名な植物学者は、他の人々が自分のチューリップを入手するのを防ぎたかった
④ トルコのスルタンとは異なり、クルシウスは最も美しい種類のチューリップを所有していなかった
(E)「第5段落及び第6段落によれば、…。」
① チューリップの球根によって引き起こされた高熱の病気が国中に広がった
② 誰もが、野生のチューリップの球根を見つけよう

として命を危険にさらした
③ チューリップの球根に、自分が容易に賄える以上の金を投じた人もいた
④ チューリップを買いたがる人がほとんどいなかったので、投機家は儲からなかった
(F)「第7段落で筆者は、…と述べている。」
① オランダ人は最初、チューリップの価格がいつか下落することを知らなかった
② 多くのチューリップの球根が突然消えたとき、人々はお金を失った
③ 市場が暴落したとき、トレーダーと一般の人々は利益を得た
④ オランダ人が買ったチューリップの球根は、彼らの夢の中にしか存在しなかった。
(G)「第8段落によれば、…。」
① オランダ人全員が、チューリップの販売で損をしつつある
② 過去の経験にもかかわらず、オランダ人は今でもチューリップと強く結びついている
③ オランダ人は世界中の人々からチューリップを買う
④ 今日では、金持ちはもはやチューリップを欲しないが、普通の人はまだチューリップが好きだ

〔全訳〕
［1］少し意外かもしれないが、鮮やかな色をしながらも普通の花であるチューリップには、並外れた歴史がある。今日、チューリップと最もよく結びついている国はオランダだ。しかし、いつもそうだというわけではなかった。最初のチューリップがどこから来たのかは誰にもわからないが、オランダではないことは知られている。最初の野生のチューリップは、おそらく数千年前に中国北部と南ヨーロッパの間の地域で育った。
［2］スルタンと呼ばれるトルコの支配者たちはチューリップに魅了された。15世紀末から18世紀初頭にかけて、チューリップはトルコにおける富と高い社会的地位を連想させるものだった。チューリップを祝う特別な祭りがあった。満月の夜、スルタンの庭園の周りには、最も珍しい種類のチューリップで満たされたクリスタルの花瓶が置かれていた。クリスタルのランタンが魅惑的な花を照らしていた。鳥かごに入った鳴き鳥が、ゲストたち——この華やかな花に合わせて目もくらむようなさまざまな色の服を着たゲストたち——を楽しませた。この異彩を放つ花に近づくことは法律で規制されていた。多くの一般トルコ人にとって、この花を育てたり、買ったり、売ったりすることは違法だった。
［3］トルコを旅行していたヨーロッパ人たちは、この美しい花に見とれ、素晴らしいトルコのチューリップの話を持ち帰った。私たちの知るところでは、トルコ

産の最初のチューリップ球根は、1500 年代後半、ウィーン王立医学園の有名な植物学者のカロルス・クルシウス(1526-1609)に送られた。この球根は、数年後クルシウスがこれを持ってライデンに移ったとき、オランダにたどり着いた。そこで彼はこの球根をライデン植物園に植えた。

［４］　当時オランダの商人たちは、外国との貿易で大金持ちになっていた。これらのオランダ商人は自分たちの富を誇示するために、大きくて豪華な家を建てた。彼らは、トルコのスルタンと同じように、最も印象的な種類のチューリップを庭に欲した。しかし問題があった。クルシウスは自分のチューリップを人と分け合いたくなかったのだ。球根を手に入れるためには、人々は植物園にこっそり入り、それを盗まねばならなかった。

［５］　チューリップは手に入りにくく、とても多くのお金持ちが欲したので、非常に高価なものとなった。最初は裕福な商人しか手が出せなかった。しかし、1630 年に新らたな職業が始まった。チューリップ取引である。投機家たちがチューリップの球根を購入し、それをずっと高い価格で転売した。それはお金を素早く稼ぐ簡単な方法のように思えた。

［６］　すぐにチューリップへの執着が広まった。あらゆる人が、チューリップの球根を買うためにお金を借りようとした。普通の農民や労働者も、球根を買うためにあえて自分の生計を賭けた。1633 年、ある男が自分の農場の家屋を３つの球根と交換した。1636 年、１個の球根が 5,200 ギルダーという驚異的な値段で売れた。それは金持ちの商人が１年で稼ぐのと同程度の金額だった。国中がチューリップに熱中していた。まもなく、皆がチューリップ熱にかかってしまった。

［７］　今日私たちは、オランダ人が明瞭に考えていなかったことが分かる。彼らはチューリップの値段が永遠に上がると信じていた。しかしもちろんそれは幻想だった。商人たちがまず正気を取り戻した。彼らは日ごとにチューリップの球根を買うのを止めだした。チューリップの球根に対する需要は消えてなくなり、チューリップ市場は暴落した。ある日に 5,000 ギルダーの価値があった球根は、次の日には何の価値もなかった。庶民の生活は破壊された。彼らはすべてのもの——自分の家、土地、農場、そして生涯の貯蓄——を失った。

［８］　チューリップ熱はオランダの一般市民にとっては災難だったが、金融市場は生き延びた。今日、チューリップはお金持ちだけでなく、皆の花だ。このことは、世界中の市井の人々に向けたチューリップ販売で、年間数億ドルを稼いでいるオランダ人にとって朗報と言える。

Ⅱ
〔解答〕
8　①
9　①

10　①
11　④
12　②

〔出題者が求めたポイント〕
選択肢訳
8　①　私はそれを手伝うことができる
　　②　それは役に立つことがある
　　③　それは大きな助けになる
　　④　あなたは私を助けることができる
9　①　ホストマザーへの贈り物
　　②　友人のための夕食
　　③　日本の友人へのお土産
　　④　クラスメートのための暖かい冬服
10　①　アイルランドに来てどのくらいになりますか
　　②　ホストマザーは何をしていますか
　　③　あなたはどこでお土産を買いたいですか
　　④　どうして暖かい服が必要なのですか
11　①　通り過ぎる
　　②　中に入る
　　③　立ち去る
　　④　うまくいく
12　①　かまいません
　　②　そう思います
　　③　本当です
　　④　間違っています

〔全訳〕
日本から来たヒサヨは、アイルランドのダブリンにいる留学生だ。彼女は日本円をユーロに両替するために銀行へ行く。

銀行員：こんにちは。どのようなご用件でしょうか。
ヒサヨ：日本円をユーロに両替したいのですが。
銀行員：分かりました。 8 お手伝いいたします。いくら両替なさいますか。
ヒサヨ：１万円でどれくらいになりますか？ 9 ホストマザーへの贈り物を買うのに現金が必要なのです。
銀行員：ああ、ホストファミリーのところにお泊まりなのですね。それはいいですね。 10 アイルランドに来てどのくらいになりますか？
ヒサヨ：約１年です。アイルランド文学に興味があって来ました。
銀行員：おもしろそうですね。 11 うまくいくといいですね。両替ですが、１万円で 83.42 ユーロになります。それでよろしいですか？
ヒサヨ： 12 よいと思います。ありがとうございました。

Ⅲ
〔解答〕
(A)　①

(B) ①
(C) ②
(D) ②

〔出題者が求めたポイント〕

(A) get + O + to V「〜 に…させる」。
(B) 従属接続詞だけが入る。Because of は前置詞なので、後ろに S + V は来れない。So と Therefore は副詞なので、2 文をつなぐことはできない。
(C) by the time は「〜する時までに」の意味の接続詞。時を表す接続詞中は、未来のことは現在形で表すので、comes が正解。
(D) Almost は副詞、No は形容詞なので不可。Much は不可算名詞に用いる。選択肢に Many または None があれば、それは可。

〔設問訳〕

(A) 私は息子に、勉強が彼の将来にとって重要であることを理解させられなかった。
(B) 彼女は少し疲れていたので、夕食後は外出しないことにした。
(C) 私は、彼女が帰宅するまでに夕食の用意ができていることを望む。
(D) 子供たちの多くは、放課後屋外にいたがった。

Ⅳ

〔解答〕

(A) ②
(B) ③
(C) ④
(D) ③
(E) ②

〔出題者が求めたポイント〕

(A) absence「不在」。conscience「良心」。indifference「無関心」。innocence「無邪気」。
(B) blank「空白の」。capital「首都」。fierce「激しい」。neutral「中立の」。
(C) under repair「修理中」。他に、under construction「建築中」、under discussion「討議中」などがある。
(D) government「政府」。hostage「人質」。permission「許可」。resistance「抵抗」。
(E) manifests「出現する」。occupies「占める」。reduces「減らす」。transports「輸送する」。

〔設問訳〕

(A) 国をより良くするには、ひとり一人が良心に従って投票しなければならない。
(B) 30 年前の今日、我々が立っているまさにこの場所で両軍は激戦を繰り広げた。
(C) 車が修理中なので、私はスーパーまで歩かなければなりません。
(D) 警察から特別な許可を得た人だけが、このエリアに駐車できます。
(D) 彼女は地方自治体で低い職位に就いている。

Ⅴ

〔解答〕

(A) 22 ②　23 ①
(B) 24 ⑦　25 ①
(C) 26 ②　27 ④
(D) 28 ⑤　29 ③

〔出題者が求めたポイント〕

正解の英文

(A) Too (much) (<u>food</u>) (made) (me) (<u>feel</u>) (like) (throwing up) after dinner.
(B) Last night, I (saw) (<u>what</u>) (looked) (like) (<u>a bear</u>), (but) (it) turned out to be a big wild boar.
(C) It (took) (<u>me</u>) (no) (less) (<u>than</u>) (three hours) (to) clean the kitchen.
(D) You (should) (<u>store</u>) (all) (the medicines) (<u>out</u>) (of) (the sight) of children.

化　学

解答

3年度

I

〔解答〕

問1　$\boxed{1}$　2

問2　$\boxed{2}$　7

問3　(1)　$\boxed{3}$　1　(2)　$\boxed{4}$　4　(3)　$\boxed{5}$　6

〔出題者が求めたポイント〕

小問集合

〔解答のプロセス〕

問1　分子間力は分子の間に働く力である。共有結合と金属結合は原子の間に働く結合なので異なる。

問2　シャルルの法則から $\dfrac{V_1}{T_1} = \dfrac{V_2}{T_1+1} = \dfrac{V_0}{273}$

$$\Delta V = V_2 - V_1 = \left(\dfrac{T_1+1}{T_1}-1\right)V_1 = \dfrac{V_1}{T_1} = \dfrac{V_0}{273}$$

ゆえに，1K 上昇したときの体積変化 ΔV は，0℃のときの体積 V_0 の 1/273 である。

問3　(1)　b，モル濃度は溶媒ではなく，溶液1ℓに溶けている物質量である。

c，$\Pi = \dfrac{0.01}{0.1} \times 8.31 \times 10^3 \times 300 = 2.49 \times 10^5$(Pa)

よって正しいのは，a

(2)　c，単位格子の一辺の長さを a とすると，体心立方格子と面心立方格子の原子半径 $r_{体}$ と $r_{面}$ は

$r_{体} = \dfrac{\sqrt{3}}{4}a$, $r_{面} = \dfrac{\sqrt{2}}{4}a$

で表される。よって，正しいのは a と b

(3)　a，第一イオン化エネルギーが小さいほど，陽イオンになりやすい。よって，正しいのは b と c

II

〔解答〕

問1　$\boxed{6}$　3　　$\boxed{7}$　8

問2　$\boxed{8}$　4　　$\boxed{9}$　4

問3　$\boxed{10}$　4

〔出題者が求めたポイント〕

電気　熱化学　反応速度

〔解答のプロセス〕

問1　$\dfrac{38 \times 60 + 30}{9.65 \times 10^4} \times \dfrac{1}{2} \times 64 = 0.383\cdots$

問2　$\dfrac{1}{2}N_2(気) = N(気) - 945 \times \dfrac{1}{2}$ kJ

$\dfrac{3}{2}H_2(気) = 3H(気) - 436 \times \dfrac{3}{2}$ kJ

$+\underline{\ )\ -NH_3(気) = -N(気) - 3H(気) + 390 \times 3\ \ }$

$\dfrac{1}{2}N_2(気) + \dfrac{3}{2}H_2(気) = NH_3(気) + 43.5$ kJ

4

III

〔解答〕

問1　(1)　$\boxed{11}$　4　(2)　$\boxed{12}$　6　(3)　$\boxed{13}$　1

(4)　$\boxed{14}$　7　(5)　$\boxed{15}$　6

問2　$\boxed{16}$　1　$\boxed{17}$　6　（順不同）

問3　$\boxed{18}$　2　$\boxed{19}$　5　（順不同）

$\boxed{20}$　2　$\boxed{21}$　4　（順不同）

問4　$\boxed{22}$　2

〔出題者が求めたポイント〕

問1　(1)　a，ハロゲンの酸化力で一番強いのはフッ素で原子量はハロゲンの中で最小である。正しい。

c，ヨウ素は水に溶けにくい。　正しいのは a と b

(2)　重曹は炭酸水素ナトリウム。b と c は正しい。

(3)　b，フッ化銀のみが水に易溶。他のハロゲン化銀は水に難溶である。

c，フッ化水素はガラス(SiO_2)と反応するのでガラスびんには保存できない。正しいのは a。

(4)　どれも正しい。

(5)　a，逆である。青銅は銅とスズ，黄銅が銅と亜鉛の合金。他2つは正しい。

問2　一般に酸性条件で硫化物の沈殿をつくるイオン(Cu^{2+} など)がいないが，Ag^+ や Pb^{2+} も酸性条件で沈殿する。

問3　一酸化窒素は希硝酸と二酸化窒素は濃硝酸とそれぞれ銅や銀が反応したときに発生する。

IV

〔解答〕

問1　(1)　$\boxed{23}$　4　　$\boxed{24}$　1

(2)　$\boxed{25}$　7　(3)　$\boxed{26}$　5

(4)　$\boxed{27}$　4　(5)　$\boxed{28}$　7

問2　$\boxed{29}$　5

問3　(1)　$\boxed{30}$　7　(2)　$\boxed{31}$　1

〔出題者が求めたポイント〕

有機化学（脂肪族）

〔解答のプロセス〕

問1　(1)　エタノールの酸化で得られる $\boxed{23}$ は，さらに酸化されていることからアセトアルデヒドとわかる。同時に $\boxed{24}$ は酢酸である。

(2)　エタノールと酢酸の脱水縮合により酢酸エチルが得られる。

(3)　エタノールと濃硫酸の反応は2つあるが，本問では「縮合」とあるので分子間脱水反応を考える。よってジエチルエーテルである。

(4)　還元性をもつのはアルデヒドである $\boxed{23}$ のアセトアルデヒド

(5) エステルは ⬚25⬚ の酢酸エチル

問2　加熱した温度から，X はエチレン(分子量 28)とわかる。X 5.6 g は 0.2 mol で，反応したエタノールも 0.2 mol いたことがわかる。よって，純度は

$$\frac{0.2 \times 46}{12.5 \times 0.8} = 0.92 \quad \underline{92\%}$$

問3　C : $17.6 \times \dfrac{12}{44} = 4.8$ (mg)

　　　H : $9.0 \times \dfrac{2}{18} = 1.0$ (mg)

　　　O : $7.4 - (4.8 + 1.0) = 1.6$ (mg)

　　　C : H : O $= \dfrac{4.8}{12} : \dfrac{1.0}{1} : \dfrac{1.6}{16} = 4 : 10 : 1$

$C_4H_{10}O$ は原子量の合計が 74 なので，Y は $C_4H_{10}O$

(1) $C_4H_{10}O$ のアルコールは　1-ブタノール，2-ブタノール，2-メチル-1-プロパノール，2-メチル-2-プロパノールの 4 種

エーテルは　メチル-n-プロピルエーテル，メチル-i-プロピルエーテル，ジエチルエーテルの 3 種

環構造や二重結合はないので，この 7 種が Y の異性体である(どれが Y かは分からない)。

(2)　不斉炭素原子をもつのは，上記 7 種のうち 2-ブタノールのみ。

令和2年度

問 題 と 解 答

英　語

問題

（2科目　100分）

2年度

Ⅰ　次の英文を読み，下の問いに答えよ。（42点）

[1]　For most people living in cities, buying fresh vegetables and fruits means a trip to the supermarket. But how far does the produce* have to travel to get to the store? In the United States, the average American produce has to travel 2,400 km to reach the supermarket where it is sold. And many other kinds of produce in the supermarkets are imported from other countries, especially in the winter. It isn't hard to find fresh strawberries in the middle of January in Chicago. They have been flown in from South America.

[2]　The United States isn't the only country that imports food. Most countries do. In fact, in Japan, 60 percent of supermarket food comes from overseas. In the United Kingdom, some studies say that 40 percent of food is imported. The city of London alone imports 80 percent of its food from as close as Europe and as far away as South Africa and New Zealand. If your bananas traveled 5,000 km to reach you, are they still "fresh?"

[3]　A lot of oil is used to grow and ship the food you find in the supermarket. Many studies say that ten calories of carbon energy* are used to make and deliver every one calorie of food we eat, and not everyone is happy about this. Some people want to use less energy because it's better for the environment. Others want to use less energy because they are worried that oil prices will rise in the future.

[4]　Recently, the answer for more and more people is to grow their own food—even if they live in crowded cities. This trend, called urban agriculture, or urban farming, can be found all over the world. In Tokyo, Japan, for example, the recruitment company Pasona has been growing food inside its office building for several years. They started with a rice paddy* inside their building. Recently, they moved their urban farm, called Pasona O2, to a new building, where they are growing not only rice, but 200 other

kinds of plants, including many vegetables. In other parts of Tokyo, some restaurants are growing food in roof gardens, or even on the outside walls of their buildings.

[5] In Frankfurt, Germany, there is a popular community-based group that rents small pieces of land for people to grow their own food. Office workers can now become "farmers" by coming to take care of their plants once or twice a week and enjoy eating their own fresh produce as well.

[6] Another community-based group, called Brooklyn Grange, grows vegetables on New York City rooftops and sells them to people and businesses around the city. Brooklyn Grange welcomes people to volunteer with them and learn more about farming. In addition to learning some useful skills, they say volunteering is a good way for people to get to know other people in their neighborhoods.

[7] How much food can people grow in small spaces? In the city of Pasadena, California, the Dervaes family grows almost all of the food it eats in an area that is only about 400 square meters. They started this project in the 1980s because they wanted to live their lives using very little or no carbon energy. They also have an online journal and blog to teach other people how to grow their own food.

[8] In fact, it's easy to find blogs by urban farmers who are sharing their stories and farming tips with people all over the world. Urban farming isn't just helping people grow fresh food. It is also helping communities to develop and grow in city neighborhoods and online around the world.

*produce   農産物
 carbon energy   石油などから得られるエネルギー
 rice paddy   水田

問　本文の内容を踏まえて，次の英文(A)〜(G)の空所 ☐1☐ 〜 ☐7☐ に入れるのに最も適当なものを，それぞれ下の①〜④のうちから選べ。

(A)　According to the first paragraph, ☐1☐ .

　　① American farmers have to travel 2,400 km to sell fresh vegetables and fruits

　　② it is impossible for Americans to import fruits from other countries in the winter

　　③ most people living in American cities go to farms to buy fresh vegetables and fruits

　　④ strawberries from South America are available in Chicago in January

(B)　The second paragraph states that ☐2☐ .

　　① 60 percent of supermarkets in Japan import food from overseas

　　② most countries import food from the United States

　　③ the city of London imports food from Europe, South Africa, and New Zealand

　　④ the United Kingdom imports 40 percent of its food from Europe

(C)　The third paragraph says that ☐3☐ .

　　① environmental concerns are the exclusive reason why people want to use less energy

　　② people use a lot of energy produced from oil to grow and deliver food

　　③ some people are dissatisfied with supermarkets where a lot of carbon energy is used

　　④ ten calories of carbon energy are used to cook one calorie of food

(D)　According to the fourth paragraph, ___4___ .

①　Pasona O2 is an urban farm built outside the office building

②　Pasona runs restaurants which grow food in roof gardens in Tokyo

③　Pasona started engaging in urban farming by growing rice inside its office building

④　urban agriculture is a recent trend that is found uniquely in Japan

(E)　According to the fifth and sixth paragraphs, ___5___ .

①　Brooklyn Grange rents rooftops for business people to grow and sell food

②　Brooklyn Grange sends volunteers to teach urban farming to business people

③　some office workers in Frankfurt buy small pieces of land and grow their own food

④　volunteering with Brooklyn Grange helps neighbors get to know each other

(F)　According to the seventh and eighth paragraphs, ___6___ .

①　the Dervaes family teaches people online how to grow their own food

②　the Dervaes family used to grow a lot of food in a large area in the 1980s

③　urban farmers read online journals to learn how to increase the use of carbon energy

④　urban farmers teach people how to use online blogs or journals properly

(G)　According to the entire passage, urban farming ⬚7⬚ .

① has become popular because people want to use less energy

② has destroyed the environment in urban areas

③ is a recent trend spread by supermarkets around the world

④ is the most effective way to reduce carbon energy

Ⅱ 次の英文の空所 8 ～ 12 に入れるのに最も適当なものを，それぞれ
下の①～④のうちから選び，会話文を完成せよ。（20点）

*Two Japanese university students, Tomoko and Erina, are talking about their
future plans.*

Tomoko: So, Erina, what would you like to do after you graduate?

Erina: Actually, I'd love to be an interpreter. I'm really ___8___ .

① interested in languages

② lacking in confidence

③ poor at languages

④ reluctant to communicate

Tomoko: I think that's very important to becoming a good interpreter. But
are you planning on working overseas?

Erina: Not really. I'll probably ___9___ as my family and friends
are here.

① live in other countries

② take many trips

③ travel abroad

④ work for a domestic company

Tomoko: Do you think you'll be able to work as an interpreter even if you
don't go overseas?

Erina: Oh, yes. I'm ___10___ . If anything, the number of interpreting
jobs is increasing, as more visitors are arriving in Japan every
year. How about you? What are your plans after graduation?

① anticipating a rapid decline

② assuming I won't be able

③ not expecting that to happen

④ not worried about that at all

Tomoko: Oh, ___11___ . I'm going to be the boss of a major company.

    ① I'd rather not say

    ② I have big plans

    ③ I haven't decided

    ④ I lack ambition

Erina: That's an impressive goal, but it probably won't happen right away. You'll have to ___12___ .

    ① argue with your boss

    ② finish at the bottom

    ③ start at the top

    ④ work your way up

Tomoko: I know it will be hard work, but it will be worth it.

III   次の英文(A)〜(D)の空所 | 13 | 〜 | 16 | に入れるのに最も適当なものを，そ
れぞれ下の①〜④のうちから選べ。（12点）

(A)   Andy was reading a magazine with his legs (| 13 |) .

①   cross   ②   crossed   ③   to be crossed   ④   to cross

(B)   (| 14 |) hard the situation became, she never gave up.

①   However   ②   Whatever   ③   Whenever   ④   Wherever

(C)   I'd rather you (| 15 |) me. I am very busy now.

①   didn't bother   ②   have bothered

③   haven't bothered   ④   will bother

(D)   Jack and Jill have known (| 16 |) since they started studying at the
university.

①   another one   ②   any other   ③   each other   ④   other one

Ⅳ　次の英文(A)〜(E)の空所 17 〜 21 に入れるのに最も適当なものを，それぞれ下の①〜④のうちから選べ。（10点）

(A)　Makoto is so talented that he (17) out from his classmates.

①　comes　　　②　reaches　　　③　slips　　　④　stands

(B)　Applications for our program won't be accepted if they are not (18) by October 1.

①　appointed　　②　convinced　　③　reserved　　④　submitted

(C)　Sorry, Ms. Brown is (19) right now.　Can I take a message?

①　available　　②　inconvenient　③　involving　　④　occupied

(D)　Cathy has great (20) for her mother.　She wants to follow her example.

①　admiration　　　　　　②　imagination

③　limitation　　　　　　④　presentation

(E)　If people do not protect the rain forests, thousands of animals will (21).

①　disappear　　②　discharge　　③　discount　　④　distinguish

Ⅴ　次の文(A)～(D)を，与えられた語(句)を用いて英文に訳したとき，空所　22　～
29　に入れるのに最も適当なものを，それぞれ下の①～⑦のうちから選べ。
ただし，文頭に来る語(句)も小文字になっている。(16点)

(A)　私がこの CD を借りたのは，ケイトからでした。

（　　　）（　22　）（　　　）（　　　）（　23　）（　　　）（　　　）this
CD.

① borrowed　　　② from　　　　③ I　　　　　④ it

⑤ Kate　　　　　⑥ that　　　　⑦ was

(B)　砂糖の摂取を一日あたり５グラム減らせば，あなたはもっと健康になるでしょう。

Consuming（　　　）（　　　）（　24　）（　　　）（　　　）（　25　）
（　　　）.

① 5 grams　　　② a　　　　　　③ day　　　　④ healthier

⑤ less sugar　　⑥ will make　　⑦ you

(C)　空港に着いたら，必ず私にすぐ連絡をください。

（　　　）（　26　）（　　　）（　　　）（　　　）（　27　）（　　　）me as
soon as you arrive at the airport.

① be　　　　　　② get　　　　　③ in　　　　　④ sure

⑤ to　　　　　　⑥ touch　　　　⑦ with

(D)　先生が言ったことは，私たちには全く意味がわかりませんでした。

（　28　）（　　　）（　　　）（　　　）（　　　）（　29　）（　　　）to us.

① any　　　　　② did not　　　③ make　　　④ said

⑤ sense　　　　⑥ the teacher　⑦ what

化　学

問題

(2科目　100分)

2年度

必要があれば，次の数値を用いよ。

原子量：H＝1.0　　C＝12　　N＝14　　O＝16

Na＝23　　S＝32　　Cl＝35.5　　K＝39

Ca＝40　　Mn＝55　　Fe＝56　　Cu＝64

Zn＝65　　Ag＝108

アボガドロ定数：$N_A = 6.02 \times 10^{23}/mol$

気体定数：$R = 8.31 \times 10^3\,Pa \cdot L/(K \cdot mol)$

ファラデー定数：$F = 9.65 \times 10^4\,C/mol$

※　この問題つづりに計算用紙をはさみこんでいます
　ので利用してください。

Ⅰ　次の問い（問1〜問5）に答えよ。（25点）

問1　次の原子または分子のうち，含まれる電子の総数が10個のものはいくつ
あるか。その数を直接マークせよ。　　　　　　　　　　　　　　　1

　　　Ar　　C　　CO_2　　HCl　　H_2O　　Mg　　N_2　　Ne　　NH_3

問2　次の物質のうち，分子からなる物質はいくつあるか。その数を直接マーク
せよ。　　　　　　　　　　　　　　　　　　　　　　　　　　　　2

　　　亜鉛　　　アンモニア　　　エチレン　　　塩化銀　　　塩化水素
　　　塩化ナトリウム　　　酢酸　　　水酸化アルミニウム　　　銅

問3　次の酸と塩基を過不足なく中和して生じる正塩の水溶液が酸性を示すもの
はいくつあるか。その数を直接マークせよ。　　　　　　　　　　　3

　　　CH_3COOH と NaOH　　　　HCl と NaOH　　　　　HCl と NH_3
　　　HNO_3 と KOH　　　　　　H_2CO_3 と NaOH　　　H_2SO_4 と $Cu(OH)_2$

問4　濃度不明の過酸化水素水 10.0 mL をホールピペットでコニカルビーカーに
とり，3.00 mol/L 硫酸 10.0 mL を加えて酸性水溶液をつくった。この水溶
液を 0.150 mol/L 過マンガン酸カリウム水溶液で滴定したところ，20.0 mL
を加えたときに赤紫色が消えなくなった。過酸化水素水の濃度〔mol/L〕はい
くらか。最も近いものを，次の①〜⓪から選べ。　　　　　　　　4

　　　① 0.12　　　② 0.18　　　③ 0.20　　　④ 0.30　　　⑤ 0.45
　　　⑥ 0.50　　　⑦ 0.75　　　⑧ 1.00　　　⑨ 1.20　　　⓪ 1.80

問5　メタノールとエタノールがある。この混合物の 4.96 g を完全燃焼させるの
に必要な酸素は，0 ℃，1.013 × 10⁵ Pa で 6.72 L であった。混合物中のメタ
ノールの物質量〔mol〕はいくらか。最も近いものを，次の①〜⓪から選べ。

$$\boxed{5}$$

① 0.0100　② 0.0200　③ 0.0400　④ 0.0600　⑤ 0.0800

⑥ 0.100　⑦ 0.120　⑧ 0.140　⑨ 0.160　⓪ 0.180

Ⅱ　次の問い（問1・問2）に答えよ。（25点）

問1　次の記述を読んで，下の(1)〜(4)に答えよ。

　　　　6　の単体である塩素 Cl_2，臭素 Br_2，ヨウ素 I_2 は，分子量が大きいほど沸点が高い。これに対して，水 H_2O の沸点は，酸素 O が属する　7　の水素化合物の分子量から予想される沸点よりかなり高い。また，　8　に属するフッ素 F の水素化合物であるフッ化水素 HF や，　9　に属する窒素 N の水素化合物であるアンモニア NH_3 の沸点も，それぞれ同族元素の水素化合物の分子量から予想される沸点よりも著しく高い。これは，O，F，N のような　10　の大きな原子と水素原子が結合した分子は，　11　よりも強い分子間力である　12　によって互いに引き合うためである。しかし，　12　は，　13　，　14　，　15　の強さに比べるとはるかに弱い。

(1)　6　〜　9　にあてはまる最も適当なものを，次の①〜⑥から選べ。
　　ただし，同じものを繰り返して選んでもよい。

　①　13 族元素　　②　14 族元素　　③　15 族元素　　④　16 族元素
　⑤　17 族元素　　⑥　18 族元素

(2)　10　〜　15　にあてはまる最も適当なものを，次の①〜⑦から選べ。
　　ただし，　13　〜　15　については，解答の順序は問わない。

　①　ファンデルワールス力　②　電気陰性度　　　　③　イオン化傾向
　④　金属結合　　　　　　　⑤　水素結合　　　　　⑥　イオン結合
　⑦　共有結合

(3)　酸素原子 O，フッ素原子 F，窒素原子 N について，記述中の $\boxed{10}$ の小さいものから並べた場合，正しいのはどれか。次の①～⑥から選べ。

$\boxed{16}$

① O＜F＜N

② O＜N＜F

③ F＜O＜N

④ F＜N＜O

⑤ N＜F＜O

⑥ N＜O＜F

(4)　ある質量のアンモニアを 0.025 mol/L の硫酸 H_2SO_4　20.0 mL に完全に吸収させた。この溶液を 0.050 mol/L の水酸化ナトリウム水溶液で滴定したところ，8.00 mL が必要であった。硫酸に吸収させたアンモニアの質量〔mg〕はいくらか。次の①～⑥から選べ。　$\boxed{17}$

①　11.9　　　　②　10.2　　　　③　8.50

④　6.80　　　　⑤　3.40　　　　⑥　1.70

問2　質量パーセント濃度 20.0％の食塩水を水で薄めて，2.30 mol/L の食塩水を 500 mL 調製したい。この時必要な 20.0％食塩水の体積〔mL〕はいくらか。次の①～⑥から最も近い値を選べ。ただし，質量パーセント濃度 20.0％の食塩水の密度は 1.15 g/cm³ とする。　$\boxed{18}$

①　207　　　　②　250　　　　③　293

④　336　　　　⑤　379　　　　⑥　422

Ⅲ　次の問い（問1〜問4）に答えよ。(25点)

問1　次の(1)〜(5)の記述a〜cについて正しいものはどれか。最も適当なものを
　　　下の＜解答群＞から選べ。ただし，同じものを繰り返し選んでもよい。

　(1)　a　水銀は多くの金属を溶解して，アマルガムという合金をつくる。
　　　　b　水銀は，常温で液体の金属である。
　　　　c　水銀の化合物には，毒性をもつものが多い。

19

　(2)　a　斜方硫黄は室温（常温）で安定である。
　　　　b　二酸化硫黄は，黄色で刺激臭のある有毒な気体である。
　　　　c　濃硫酸は不揮発性の酸である。

20

　(3)　a　赤リンは，毒性が高く，水中に保存する。
　　　　b　一酸化炭素は，水によく溶ける無色，無臭の有毒な気体である。
　　　　c　酸化数が＋6のクロムの化合物は，毒性が強い。

21

　(4)　a　銅を空気中で加熱すると，1000℃以上では赤色の酸化銅（Ⅰ）が生成
　　　　　する。
　　　　b　ルビーやサファイアは，水酸化アルミニウムを主成分とする結晶であ
　　　　　る。
　　　　c　銀は，金より延性，展性が大きい金属である。

22

(5)　a　酸化亜鉛は，白色顔料や絵の具に使われている。

　　　b　酸化カルシウムは，生石灰ともいわれ，乾燥剤などに用いられる。

　　　c　ミョウバンは，硫酸アルミニウムと硫酸カリウムからなる複塩である。

23

＜解答群＞

① a　　　　② b　　　　③ c　　　　④ aとb

⑤ aとc　　⑥ bとc　　⑦ aとbとc　⑧ 正しいものはない

問2　Ag^+，Cu^{2+}，Na^+，Pb^{2+}，Zn^{2+} の金属イオンが，すべて含まれる溶液がある。この溶液を希塩酸を加えて酸性にして，H_2S ガスを通じたとき，沈殿せず，水溶液中に残る金属イオンの組み合わせはどれか。　24

① Ag^+，Cu^{2+}　② Ag^+，Na^+　③ Ag^+，Pb^{2+}　④ Ag^+，Zn^{2+}

⑤ Cu^{2+}，Na^+　⑥ Cu^{2+}，Pb^{2+}　⑦ Cu^{2+}，Zn^{2+}　⑧ Na^+，Pb^{2+}

⑨ Na^+，Zn^{2+}　⓪ Pb^{2+}，Zn^{2+}

問3　Ag^+，Al^{3+}，Cu^{2+}，Zn^{2+} の金属イオンが1種類ずつ含まれる水溶液を別々に入れた試験管がある。それぞれの試験管に，水酸化ナトリウム水溶液を加えると沈殿が生じるが，さらに水酸化ナトリウム水溶液を加えても生じた沈殿が溶けない金属イオンの組み合わせはどれか。　25

① Ag^+，Al^{3+}　　　　② Ag^+，Cu^{2+}　　　　③ Ag^+，Zn^{2+}

④ Al^{3+}，Cu^{2+}　　　⑤ Al^{3+}，Zn^{2+}　　　⑥ Cu^{2+}，Zn^{2+}

⑦ Ag^+，Al^{3+}，Cu^{2+}　⑧ Ag^+，Al^{3+}，Zn^{2+}　⑨ Al^{3+}，Cu^{2+}，Zn^{2+}

⓪ Ag^+，Al^{3+}，Cu^{2+}，Zn^{2+}

問4　Ag^+，Al^{3+}，Cu^{2+}，Zn^{2+} の金属イオンが1種類ずつ含まれる水溶液を別々に入れた試験管がある。それぞれの試験管に，アンモニア水を加えると沈殿が生じるが，さらにアンモニア水を加えると生じた沈殿が溶ける金属イオンすべてを含む組み合わせはどれか。　　　26

① Ag^+，Al^{3+}　　　　② Ag^+，Cu^{2+}　　　　③ Ag^+，Zn^{2+}

④ Al^{3+}，Cu^{2+}　　　⑤ Al^{3+}，Zn^{2+}　　　⑥ Cu^{2+}，Zn^{2+}

⑦ Ag^+，Al^{3+}，Cu^{2+}　　⑧ Ag^+，Al^{3+}，Zn^{2+}　　⑨ Al^{3+}，Cu^{2+}，Zn^{2+}

⓪ Ag^+，Cu^{2+}，Zn^{2+}

Ⅳ　次の問い（問1・問2）に答えよ。（25点）

問1　次の文章を読み，次の(1)〜(4)に答えよ。

　　天然の油脂は，| 27 | とグリセリンの | 28 | であることが多い。天然の油脂を構成する | 27 | の炭素数は | 29 | で，（　a　）と（　b　）のものが多い。また，炭化水素基は | 30 | 状のものが多い。油脂を構成する | 27 | には，炭化水素基に二重結合をもたない（　c　）と二重結合を持つ（　d　）がある。

(1)　| 27 | 〜 | 30 | にあてはまる最も適当なものを，次の①〜⓪からそれぞれ選べ。

　　① アルコール　② エステル　③ エーテル　④ 奇数
　　⑤ 偶数　　　　⑥ 高級脂肪酸　⑦ 低級脂肪酸　⑧ 直鎖
　　⑨ 一定数　　　⓪ 枝わかれ

(2)　（　a　）と（　b　）にあてはまる数字について，その一の位の数を直接マークせよ。ただし，b＞aとする。　　　　a：| 31 |　　b：| 32 |

(3)　次の酸のうち，（　d　）にあてはまるものはいくつあるか。その数を直接マークせよ。ただし，あてはまるものがない場合は⓪をマークせよ。

| 33 |

　　塩酸　　オレイン酸　　酢酸　　シュウ酸　　ステアリン酸
　　パルミチン酸　　リノール酸　　リノレン酸

(4) 次の ┃ 27 ┃ のうち，1つだけ分子中の炭素の数が異なるものがある。その分子は次の①～⑤のどれか。　　　　　　　　　　　　　　　┃ 34 ┃

　① オレイン酸　　　② ステアリン酸　　　③ パルミチン酸

　④ リノール酸　　　⑤ リノレン酸

問2　次の(1)～(4)に答えよ。

(1) *o*-ニトロトルエンと *p*-ニトロトルエンの分子量の差を求め，その一の位の数を直接マークせよ。　　　　　　　　　　　　　　　　　┃ 35 ┃

(2) フェノールとサリチル酸の分子量の差を求め，その一の位の数を直接マークせよ。　　　　　　　　　　　　　　　　　　　　　　　┃ 36 ┃

(3) ベンゼンに水素原子はいくつあるか。その一の位の数を直接マークせよ。
　　　　　　　　　　　　　　　　　　　　　　　　　　　　　┃ 37 ┃

(4) アニリンに水素原子はいくつあるか。その一の位の数を直接マークせよ。
　　　　　　　　　　　　　　　　　　　　　　　　　　　　　┃ 38 ┃

英　語

解答　2年度

I

〔解答〕

(A)　④
(B)　③
(C)　②
(D)　③
(E)　④
(F)　①
(G)　①

〔出題者が求めたポイント〕

選択肢訳

(A)　第1段落よれば、…。
　①　アメリカの農家は、新鮮な野菜や果物を売るために2,400キロ移動しなければならない
　②　アメリカ人が冬に、他の国から果物を輸入することは不可能である
　③　アメリカの都市に住んでいるほとんどの人は、新鮮な野菜と果物を買うために農場へ行く
　④　南米産のイチゴは1月にシカゴで手に入る

(B)　第2段落は、…と次のように述べている。
　①　日本のスーパーマーケットの60%は海外から食品を輸入している
　②　ほとんどの国は米国から食品を輸入している
　③　ロンドン市はヨーロッパ、南アフリカとニュージーランドから食物を輸入している
　④　英国は食料の40%をヨーロッパから輸入している

(C)　第3段落は、…と語っている。
　①　環境への関心が、人々がよりエネルギーを使いたがらない唯一の理由である
　②　人々は、食糧を生産し輸送するために大量の石油由来エネルギーを使用している
　③　炭素エネルギーが多く使われているスーパーマーケットに不満を持つ人もいる
　④　1カロリーの食物を調理するために、10カロリーの炭素エネルギーが使用される

(D)　第4段落によれば、…。
　①　パソナO2はオフィスビルの外に建てられた都市農場である
　②　パソナは東京の屋上庭園で料理を作るレストランを経営している
　③　パソナはオフィスビル内で稲作を行う都市農業を始めた
　④　都市農業は日本だけに見られる最近の傾向である

(E)　第5段落及び第6段落によれば、…。
　①　ブルックリン・グランジは、ビジネスマンが食物を育て販売するために屋上を貸している
　②　ブルックリン・グランジは、ビジネスマンを対象

に都市農業を指導するべくボランティアを派遣している
　③　フランクフルトの会社員の中には、小さな土地を買って、自分たちで食物を育てている人もいる
　④　ブルックリン・グランジでのボランティア活動は、近所の人たちがお互いを知る手助けとなっている

(F)　第7段落及び第8段落によれば、…。
　①　ダーベス一家は、オンラインで自分の食べ物を育てる方法を教えている
　②　ダーベス一家は、1980年代には広い地域で多くの食物を育てていた
　③　都市農家は、炭素エネルギー利用の増やし方を学ぶために、オンラインの雑誌を読む
　④　都市農家は、人々にオンラインのブログや雑誌の正しい使い方を教えている

(G)　文章全体からすると都市農業は、…。
　①　人々がエネルギーの使用量を減らしたいと思っているので、人気が出ている
　②　都市部の環境を破壊した
　③　世界中のスーパーマーケットにおいて最近広まっている流行だ
　④　炭素エネルギーを削減する最も効果的な方法だ

〔全訳〕

［1］　都会に住んでいるほとんどの人にとって、新鮮な野菜や果物を買うことはスーパーマーケットへ行くことを意味する。しかし、その農産物は店まで、どのくらいの距離を移動しなければならないのか？　アメリカでは、平均的な国産の農産物は、スーパーマーケットまで2,400km移動しなければならない。また、スーパーマーケットにある、それ以外の多くの種類の農産物は外国から輸入され、冬は特にそうである。シカゴで1月中旬に、新鮮なイチゴを見つけるのは難しくない。南米から空輸されるからだ。

［2］　食料を輸入している国はアメリカだけではない。ほとんどの国がそうしている。実際、日本ではスーパーマーケットの食品の60%が海外からのものだ。英国では、食品の40%が輸入されているという研究もある。ロンドン市だけでも食料の80%が、近くはヨーロッパから、遠くは南アフリカやニュージーランドから輸入されている。バナナが届くまでに5,000キロもかかったとしたら、それはまだ「新鮮」なのだろうか？

［3］　スーパーマーケットに見られる食品を育て、輸送するために、大量の石油が使用される。多くの研究によると、私たちが食べる食物の1カロリーを作り、届けるのに、10カロリーの炭素エネルギーが使われており、すべての人がこのことに納得しているわけではない。環境に良いという理由で、エネルギーの使用量を減らしたい人もいる。また、将来石油価格が上昇することを心配して、エネルギーの使用量を減らしたいという人もい

る。

［4］　近年、より多くの人々にとってその解決策は、たとえ混雑した都市に住んでいるとしても、自分で食べ物を作るということだ。都市農業とか都市農家と呼ばれるこの傾向は、世界中で見られる。例えば、日本の東京では、求人企業のパソナが数年前から、オフィスビル内で食べ物を栽培している。これは建物内の水田からスタートしたものだ。最近では、都市農場「パソナO２」を新築のビルに移転し、コメだけでなく野菜など200種類の植物を育てている。東京の他の地域では、屋上庭園や建物の外壁などでも食物を育てているレストランがある。

［5］　ドイツのフランクフルトでは、人々が自分で食料を作るために土地を小分けにして借りられる、人気の地域団体がある。会社員は、週に１、２回、自分の畑の手入れをしたり、新鮮な野菜を食べに来たりして「農家」になれるのだ。

［6］　ブルックリン・グランジという別の地域団体も、ニューヨーク市の屋上で野菜を栽培し、市周辺の人々や企業に販売している。ブルックリン・グランジでは、人々が一緒にボランティアをし、農業について学ぶことを歓迎している。ボランティア活動は、役に立つ技術を学ぶだけでなく、近所の人たちと知り合いになる良い方法だと、彼らは言う。

［7］　狭い空間でどれくらいの量の食べ物を育てることができるのか？　カリフォルニア州パサデナのダーベス一家は、わずか約400平方メートルの土地で、家族が食べる食物のほとんどを生産している。彼らがこのプロジェクトを1980年に始めたのは、炭素エネルギーをほとんど使わずに生活したかったからだ。彼らはまた、自分の食べ物を育てる方法を他の人に教えるために、オンラインの日記とブログを持っている。

［8］　実際、都市農家が自分の話や農業のヒントを世界中の人々と共有しているブログは容易に見つかる。都市農家は単に新鮮な食べ物を育てているだけではない。彼らまた、世界中の都市近隣やオンラインで、コミュニティの発展と成長を支援しているのだ。

II
〔解答〕
8　①
9　④
10　④
11　②
12　④
〔出題者が求めたポイント〕
会話における慣用的表現。
〔全訳〕
二人の日本人大学生、トモコとエリナが将来の計画について話しています。

トモコ：で、エリナ、卒業したら何をしたいの？
エリナ：実は、通訳になりたいの。言語にとても興味が

あるから。
トモコ：良い通訳になるには、それがとても大切だと思うわ。でも、海外で働く予定はあるの？
エリナ：そうでもないのよ。家族や友人がいるから国内の会社で働くつもりなの。
トモコ：海外に行かなくても通訳の仕事はできると思うの？
エリナ：ええ、そう思うわ。それについて全く心配していないの。むしろ、日本に来る観光客が年々増えるにつれて、通訳の仕事も増えてるわ。あなたはどうなの？　卒業後の計画は？
トモコ：ええ、私は大きな計画があるの。大企業の社長になるつもりよ。
エリナ：それは素敵な目標だけど、たぶんすぐには実現しないわよね。努力して上に向かって行かなくちゃね。

III
〔解答〕
(A)　②
(B)　①
(C)　①
(D)　③
〔出題者が求めたポイント〕
(A)　with his legs crossed「脚を組んで」。「腕を組んで」は with his arms folded。
(B)　However ～「たとえいかに～でも」。
(C)　I'd rather ～は、～の部分が SV なら、V は過去形（仮定法過去）になる。
(D)　「お互い」という意味の代名詞、each other が正解。①は、one another なら正解となる。
設問訳
(A)　アンディは脚を組んで雑誌を読んでいた。
(B)　どんなに状況が厳しくなっても、彼女は決してあきらめなかった。
(C)　邪魔しないでほしいのですが。私は今とても忙しいから。
(D)　ジャックとジルは大学に入学して以来の知り合いだ。

IV
〔解答〕
(A)　④
(B)　④
(C)　④
(D)　①
(E)　①
〔出題者が求めたポイント〕
(A)　come out「現れる、出てくる」。reach out「手を伸ばす」。slip out「滑り落ちる」。stand out「目立つ、際立つ」。
(B)　appoint「任命する」。convince「確信させる、納得

させる」。reserve「予約する」。submit「提出する」。

(C)　available「利用できる」。inconvenient「不便な」。involving「興味を引きつける」。occupied「ふさがった」。

(D)　admiration「尊敬」。imagination「想像力」。limitation「限界」。presentation「提示、発表」。

(E)　disappear「消える」。discharge「放出する」。discount「割り引く、軽視する」。distinguish「区別する」。

設問訳

(A)　マコトはクラスメートの中でもひときわ目立つほど才能がある。

(B)　我々のプログラムへの申し込みは、10月1日までに提出されないと受け付けられません。

(C)　申し訳ありませんが、ブラウンはただいま手がふさがっています。伝言を承りましょうか？

(D)　キャシーは母親をとても尊敬している。彼女は母を見習いたいと思っている。

(E)　人々が熱帯雨林を守らなければ、何千もの動物が姿を消すことだろう。

V

〔解答〕

(A)　22　⑦　　23　⑥
(B)　24　②　　25　⑦
(C)　26　④　　27　⑥
(D)　28　⑦　　29　①

〔出題者が求めたポイント〕

正解の英文

(A)　(It was from Kate that I borrowed) this CD.

(B)　Consuming (5 grams less sugar a day will make you healthier).

(C)　(Be sure to get in touch with) me as soon as you arrive at the airport.

(D)　(What the teacher said did not make any sense) to us.

化 学

解 答 　　　2年度

I

〔解答〕

問1 1 3
問2 2 4
問3 3 2
問4 4 ⑦
問5 5 ③

〔出題者が求めたポイント〕

周期表，電子の数，分子，塩の水溶液の性質，酸化還元滴定，化学反応式の量的関係

〔解答のプロセス〕

問1 Ar：18 個，C：6 個，CO_2：22 個，HCl：18 個，H_2O：10 個，Mg：12 個，N_2：14 個，Ne：10 個，NH_3：10 個

問2 アンモニア，エチレン，塩化水素，酢酸が分子である。

問3 強酸と強塩基の正塩→中性 【例】HCl と NaOH，HNO_3 と KOH
強酸と弱塩基の正塩→酸性 【例】HCl と NH_3，H_2SO_4 と $Cu(OH)_2$
弱酸と強塩基の正塩→塩基性 【例】CH_3COOH と NaOH，H_2CO_3 と NaOH

問4 $KMnO_4$（酸化剤）と H_2O_2（還元剤）のはたらきを示す e^- を含むイオン反応式は，
$$MnO_4^- + 8H^+ + 5e^- \longrightarrow Mn^{2+} + 4H_2O$$
$$H_2O_2 \longrightarrow O_2 + 2H^+ + 2e^-$$
求める過酸化水素水の濃度を x〔mol/L〕とおく。「酸化剤が受け取った e^- の物質量＝還元剤が放出した e^- の物質量」が成り立つので，
$$0.150 \times \frac{20.0}{1000} \times 5 = x \times \frac{10}{1000} \times 2$$
$$x = 0.75 \, mol/L$$

問5 それぞれの燃焼反応の化学反応式は次の通り。
$$2CH_3OH + 3O_2 \longrightarrow 2CO_2 + 4H_2O$$
$$C_2H_5OH + 3O_2 \longrightarrow 2CO_2 + 3H_2O$$
メタノール（モル質量 32 g/mol）の物質量を x〔mol〕，エタノール（モル質量 46 g/mol）の物質量を y〔mol〕とおくと，
$$32x + 46y = 4.96$$
また，化学反応式の係数の比よりこの反応で必要な酸素の物質量について式をたてる。
$$\frac{3}{2}x + 3y = \frac{6.72}{22.4}$$
これらの式を解くと $x = 0.04 \, mol$，$y = 0.08 \, mol$

II

〔解答〕

問1 (1) 6 ⑤ 　7 ④ 　8 ⑤
　　　9 ③
(2) 10 ② 　11 ① 　12 ⑤
　　　13 ～ 15 ⑦，⑥，④（順不同）
(3) 16 ⑥
(4) 17 ②
問2 18 ③

〔出題者が求めたポイント〕

分子間力・結合の強さと沸点の関係，逆滴定，質量パーセント濃度，密度

〔解答のプロセス〕

問1 (1) ハロゲンは 17 族元素，酸素は 16 族元素，窒素は 15 族元素に属する。
(2) 物質を構成する粒子の間にはたらく力の大きさを比較すると，次のようになる。

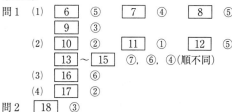

(3) 原子が共有電子対を引き寄せる強さを相対的な数値で表したものを電気陰性度という。電気陰性度はF＞O＞Cl＞N の順に大きくなる。このうち，F と O と N の水素化合物は分子間で水素結合を形成する。
(4) NH_3 の物質量を x〔mol〕とし，H^+ と OH^- の物質量についてまとめると次のようになる。

H^+ の物質量〔mol〕	$0.025 \times \dfrac{20}{1000} \times 2$
OH^- の物質量〔mol〕	$x \times 1$ 　 $0.050 \times \dfrac{8.00}{1000} \times 1$

$$0.025 \times \frac{20}{1000} \times 2 = x + 0.050 \times \frac{8.00}{1000} \times 1$$
$$x = 6.0 \times 10^{-4} \, mol$$
よって，求める NH_3 の質量は，
$$6.0 \times 10^{-4} \times 17 \times 10^3 = 10.2 \, mg$$

問2 2.30 mol/L の食塩水 500 mL 中に含まれる食塩の質量は，
$$2.30 \times \frac{500}{1000} \times 58.5 = 67.275 \, g$$
この食塩が含まれる質量パーセント濃度 20.0% の食塩水の質量を x〔g〕とおくと，
$$x \times \frac{20.0}{100} = 67.275$$
$$x = 336.375 \, g$$
この質量に対する体積を求めればよいので，
$$\frac{336.375}{1.15} = 292.5 \, cm^3 = 292.5 \, mL$$

III

〔解答〕

問1　(1)　19　⑦
　　　(2)　20　⑤
　　　(3)　21　③
　　　(4)　22　①
　　　(5)　23　⑦
問2　24　⑨
問3　25　②
問4　26　⓪

〔出題者が求めたポイント〕

Hg の性質，硫黄とその化合物の性質，リンの性質，クロムの性質，アルミニウムの性質，亜鉛の性質，カルシウムの性質，銅の性質，金属イオンの沈殿

〔解答のプロセス〕

問1　(1)　a　（正）
　　　b　（正）Hg は融点が低く，常温で唯一の液体の金属である。
　　　c　（正）
　　(2)　a　（正）
　　　b　（誤）黄色→無色　SO_2 は無色，刺激臭をもつ有毒な気体である。
　　　c　（正）不揮発性の酸とは，気体にならない，または気体になりにくい酸のことで，濃硫酸やリン酸などが該当する。
　　(3)　a　（誤）赤リン→黄リン　黄リンは反応性に富み，空気中では自然発火するので水中に保存する。赤リンは黄リンに比べて反応性にとぼしい。
　　　b　（誤）水によく溶ける→水に溶けにくい　CO は水に溶けにくい無色，無臭の有毒な気体である。
　　　c　（正）Cr はおもに酸化数＋3，＋6の化合物をつくり，酸化数が＋6の化合物は毒性が強い。
　　(4)　a　（正）銅を空気中で加熱すると，1000℃以下では黒色の酸化銅(Ⅱ)を生成するが，1000℃以上では，赤色の酸化銅(Ⅰ)を生成する。
　　　b　（誤）水酸化アルミニウム→酸化アルミニウム　ルビーやサファイアは，酸化アルミニウムを主成分とする結晶で，極めて硬い。
　　　c　（誤）大きい→小さい　展性は Au＞Ag＞Cu＞Al，また，延性は，Au＞Ag＞Pt＞Fe の順となる。
　　(5)　a　（正）酸化亜鉛は亜鉛華ともいわれ，白色顔料や化粧品，医薬品などに用いられる。
　　　b　（正）酸化カルシウムは乾燥剤や発熱剤などに用いられる。
　　　c　（正）
問2　液性が酸性なので，Sn よりもイオン化傾向が大きな金属は沈殿をつくらない。
問3　両性金属は，少量の塩基の水溶液を加えると，水酸化物の沈殿を生じ，過剰の NaOH 水溶液に再溶解する。両性金属ではない Ag^+，Cu^{2+} は過剰の NaOH 水溶液に再溶解しない。

問4　Zn，Ag，Cu は少量の塩基の水溶液を加えると，水酸化物の沈殿（Ag^+ を含む水溶液では酸化物の沈殿）が生じるが，過剰の NH_3 水溶液には溶解する。

IV

〔解答〕

問1　(1)　27　⑥　　28　②　　29　⑤
　　　　　30　⑧
　　(2)　31　6　　32　8
　　(3)　33　3
　　(4)　34　③
問2　(1)　35　0
　　(2)　36　4
　　(3)　37　6
　　(4)　38　7

〔出題者が求めたポイント〕

油脂，高級脂肪酸，芳香属化合物

〔解答のプロセス〕

問1　(1)，(2)油脂は，高級脂肪酸とグリセリン（1，2，3−プロパントリオール）のエステルである。また，天然の油脂を構成する脂肪酸の炭素数は偶数で，16と18のものが多い。油脂を構成する脂肪酸には，C=C 結合をもたない飽和脂肪酸と，C=C 結合をもつ不飽和脂肪酸がある。
　　(3)，(4)油脂を構成する代表的な脂肪酸を次に示す。

油脂を構成する脂肪酸		示性式	C=C の数
飽和脂肪酸	パルミチン酸	$C_{15}H_{31}COOH$	0
	ステアリン酸	$C_{17}H_{35}COOH$	0
不飽和脂肪酸	オレイン酸	$C_{17}H_{33}COOH$	1
	リノール酸	$C_{17}H_{31}COOH$	2
	リノレン酸	$C_{17}H_{29}COOH$	3

問2　(1)　構造異性体の関係にあるので分子式は同じである。

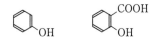

o−ニトロトルエン　　p−ニトロトルエン

　　(2)　フェノールとサリチル酸の分子量の差は COO の分の44である。

フェノール　　サリチル酸

　　(3)　ベンゼンを分子式で書くと C_6H_6 である。
　　(4)　アニリンを分子式で書くと $C_6H_5NH_2$ である。

平成31年度

問 題 と 解 答

英 語

問題

（2科目　100分）

31年度

Ⅰ　次の英文を読み，下の問いに答えよ。（42点）

[1]　Long ago, interaction between people was limited to their local communities and few people engaged in communication with others from distant lands.　In those days, regardless of whom you spoke with and where you spoke, communication was not necessarily considered a skill: it was just something that occurred between speakers.　However, in today's world of advanced travel and technology, distance is no longer an obstacle and intercultural communication skills are increasingly seen as critical for success in one's career and in life in general.

[2]　No one can deny that speaking is the most important factor when communicating with others face-to-face.　But non-verbal communication also plays an important role in communication, and is more important in some cultural settings than in others.　Japan is a prime example.　As a high-context society, messages are often implied or hinted at and involve subtle changes in voice tone, gestures and eye movement, which are recognized by Japanese in most instances since the speakers share an understanding of the context of the communication and knowledge of their own culture.

[3]　This contrasts with people from low-context societies, who tend to communicate directly and mainly with words.　But when low-context meets high-context, the results can be interesting.　Observing Western business people visiting Japan for the very first time, unsure of whether to bow or shake hands, the visitors often seem to hesitate.　Then, a partial bow may suddenly change to a handshake when the Japanese side puts out a right or a left hand.

[4]　Another, but more difficult aspect of non-verbal communication for the foreign business person in Japan, is silence, which possesses a variety of functions here.　Between Japanese, when a conversation falls silent due to a pause, it can mean that the speaker does not want to selfishly dominate the

conversation. Continually talking would represent one-sided communication and be considered impolite to the listeners. Therefore, the speaker will stop to allow others in the group to participate. Alternatively, a silent break in a conversation can be a deliberate tactic* that allows all participants to carefully reflect and weigh their thoughts before speaking.

[5]　But when people do not share the same perceptions of silence, problems can arise. Imagine a business meeting held in English between two Americans and two Japanese. Coming from a low-context society, the Americans will try hard to keep the conversation flowing and avoid any periods of silence. The Japanese side, however, may wonder why the Americans are very talkative and not pensive*. And since they do not share the same cultural practices, the US side will probably feel the need to ask many questions to get quick and concrete results in the meeting. However, a regular response of long pauses from the Japanese side may become irritating* for the Americans and lead to a negative outcome of the meeting.

[6]　Professor Michael Hanford is interested in the feature of pausing during conversation and has studied the differences in the lengths of pauses among speakers of different languages. He noted that in Spain, for example, people can tolerate* only one or two seconds of silence while the span* was longer among English speakers, at three to four seconds, and even longer among Japanese speakers, at five to six seconds. As a result of tolerating long periods of silence, the professor sees it as a disadvantage for Japanese business people when communicating in international situations using English. He believes the acceptance of such pauses means they miss opportunities to present their points of view.

*tactic	やりかた
not pensive	あまり間をおかない
irritating	イライラさせる
tolerate	許容する
span	（時間の）長さ

問　本文の内容を踏まえて，次の英文(A)〜(G)の空所　1　〜　7　に入れる
のに最も適当なものを，それぞれ下の①〜④のうちから選べ。

(A)　According to the first paragraph, in the past,　1　.

①　almost all people regarded communication skills as important

②　distance was not necessarily an obstacle for communication

③　intercultural communication was something people critically needed

④　people from distant lands seldom interacted with each other

(B)　In the second paragraph, it is stated that　2　.

①　Japanese tend not to recognize subtle changes in gestures or eye
movement

②　messages tend to be more directly expressed in a high-context society

③　most Japanese can see what is hinted at through subtle changes in
voice tone

④　non-verbal communication is more important than speaking in
conversation

(C)　In the third paragraph, it is implied that ⬚3 .

① people from high-context societies are less direct than those from low-context societies

② people from high-context societies rarely bow to each other the first time they meet

③ people from low-context societies cannot communicate with those from high-context societies

④ people from low-context societies can predict how people from high-context societies behave

(D)　Among the variety of functions silence has, ⬚4 shown in the fourth paragraph.

① no example is

② one example is

③ two examples are

④ three examples are

(E)　In the fourth paragraph, it is stated that ⬚5 .

① being silent can be a chance for participants in a conversation to think carefully

② being silent is thought to be one-sided and impolite to Japanese listeners

③ non-Japanese business people tactically stop speaking to avoid dominating the conversation

④ non-Japanese business people want Japanese to think more carefully before they speak

(F) According to the fifth paragraph, when two Americans and two Japanese are having a business meeting, it is likely that ___6___ .

① the American side appreciates long and thoughtful silences from the Japanese side

② the American side does not regard long pauses from the Japanese side as positive

③ the Japanese side is irritated that the American side uses English in the conversation

④ the Japanese side thanks the American side for keeping the conversation flowing

(G) According to the research described in the sixth paragraph, ___7___ in international business settings.

① English speakers allow the shortest length of silence during conversations

② long silences may lead to unwanted results for Japanese people

③ Professor Hanford was interested in how many people can use English

④ Spanish speakers are most likely to miss chances to express their ideas

Ⅱ 次の英文の空所 8 ～ 12 に入れるのに最も適当なものを，それぞれ下の①～④のうちから選び，会話文を完成せよ。（20点）

Kyoko Maeda works at the information desk in Kansai International Airport.
Pei-Ju Liu is a Taiwanese tourist traveling to Japan for the first time:

Kyoko: Hello. Can I help you?

Pei-Ju: Hi! Yes, I have a couple of questions. First, 8 to the toilets? We haven't been able to locate them.

①   will you follow me

②   will you hand me

③   would you mind calling me

④   would you mind directing me

Kyoko: 9 .

①   At last

②   In time

③   No way

④   With pleasure

Pei-Ju: Fantastic, thank you. I've got one more question. 10 a place to buy unique sweets? I'm hoping to bring home something special for my brother and his family.

①   Can you teach

②   Do you know

③   Might you see

④   Will you visit

Kyoko: ___11___ ? I apologize. I couldn't hear what you said very

well.

①   What was that

②   Where were you

③   Who was that

④   Why were you

Pei-Ju: I said that I'd like to buy some sweets for my brother and his family.

Kyoko: Oh, I see. There are some wonderful gift shops, located on the third

floor right below us, that sell candies, chocolates, cookies and things

like that.

Pei-Ju: Nice! I'll ___12___ . Thanks so much for your assistance!

①   check out

②   come and see

③   connect with them

④   go and have a look

Kyoko: Have a great day.

Ⅲ 次の英文(A)〜(D)の空所 13 〜 16 に入れるのに最も適当なものを，そ
れぞれ下の①〜④のうちから選べ。（12点）

(A) The researchers were not (13) the results of the experiments.
① satisfied with   ② satisfying with
③ to satisfying   ④ to be satisfied

(B) This is a place (14) I have long wanted to visit.
① at which   ② for which   ③ to which   ④ which

(C) The buildings on the new campus, including a big skating rink,
(15) among the best in the world.
① are   ② being   ③ is   ④ to be

(D) In the past, few people (16) one hundred years old.
① are lived to   ② lived to be
③ used to be lived   ④ would live

Ⅳ 次の英文(A)〜(E)の空所 17 〜 21 に入れるのに最も適当なものを，それぞれ下の①〜④のうちから選べ。（10点）

(A) I didn't see your car, so I (17) you'd gone out.

① abandoned ② amused ③ assumed ④ attracted

(B) There is a (18) that the runner attempted to avoid the drug tests.

① suspect ② suspense ③ suspension ④ suspicion

(C) A (19) society is one in which people live in a very simple way.

① decisive ② destructive ③ positive ④ primitive

(D) Passengers complain that trains are (20) cancelled.

① fashionably ② frankly ③ frequently ④ fruitfully

(E) Sometimes children take medicine in (21) form.

① bubble ② liquid ③ object ④ quantity

V　次の文(A)～(D)を，与えられた語(句)を用いて英文に訳したとき，空所 [22] ～ [29] に入れるのに最も適当なものを，それぞれ下の①～⑦のうちから選べ。ただし，文頭に来る語(句)も小文字になっている。(16点)

(A)　我が家では，娘の友だちなら誰でも歓迎します。

（　　　）（　　　）（ [22] ）（　　　）（　　　）（ [23] ）（　　　）in our home.

① any　　　　② daughter's　　③ friend　　　④ is
⑤ my　　　　⑥ of　　　　　　⑦ welcome

(B)　ハワイといえば，ほとんどの人は何を思い浮かべるでしょうか？

（　　　）（　　　）（ [24] ）（　　　）（　　　），（ [25] ）（　　　）most people think of?

① comes　　　② do　　　　　③ Hawaii　　　④ it
⑤ to　　　　　⑥ what　　　　⑦ when

(C)　まだ来ていないということは，そのグループは曲がる道を間違えたのかもしれない。

（　　　）（　　　）（ [26] ）（　　　）（　　　）（ [27] ）（　　　）they have not come yet.

① a　　　　　② as　　　　　③ may have　　④ taken
⑤ the group　⑥ turn　　　　⑦ wrong

(D)　誰も見ていないときにどのように行動するかによって，まさに性格が試されます。

The（　　　）（　　　）（ [28] ）（　　　）（　　　）（ [29] ）（　　　）when no one is watching.

① behave　　　② character　　③ how　　　　④ is
⑤ of　　　　　⑥ true test　　⑦ you

化　学

問題

31年度

（2科目　100分）

必要があれば，次の数値を用いよ。

原子量：H＝1.0　　　C＝12　　　N＝14　　　O＝16

Na＝23　　　S＝32　　　Cl＝35.5　　K＝39

Ca＝40　　　Mn＝55　　Fe＝56　　Cu＝64

Zn＝65　　　Ag＝108

アボガドロ定数：$N_A＝6.02×10^{23}$/mol

気体定数：$R＝8.31×10^3$ Pa·L/(K·mol)

ファラデー定数：$F＝9.65×10^4$ C/mol

Ⅰ 次の記述を読んで，下の問い（問１～問５）に答えよ。（20点）

　一般に希ガスを除いた原子間の結合において，電気陰性度が大きい 1 元素の原子と電気陰性度が小さい 2 元素の原子の結合では， 1 元素の原子の方が，電子を引き寄せやすい。

　電気陰性度が大きい 1 元素の原子どうしは，お互いに，相手の不対電子を引き合って共有し， 3 結合を形成する。
　　　　　　　　　　a

　電気陰性度が小さい 2 元素の場合は，多数の原子が価電子を出し合い，これを 4 として多数の原子が共有して 2 結合を形成する。

　 1 元素と 2 元素の原子の場合は，電気陰性度の差が大きいため， 2 元素の原子から 1 元素の原子に電子が移動して 5 結合を形成する。

　一方の原子の 6 電子対を，他方の原子や 5 に提供することで形成された 3 結合は，特に 7 結合と呼ぶ。

　分子を構成する原子および結合の種類によって分子の形が決まる。また，分子
　　　　　　　　　　　　　　　　　　　　　　b
全体として電荷の偏りがないものを 8 と呼ぶ。

問１　記述中の 1 ～ 7 に入る最も適当なものを，次の①～⑧から選べ。

　　① イオン　　　② 共有　　　③ 金属　　　④ 自由電子

　　⑤ 水素　　　　⑥ 配位　　　⑦ 非共有　　⑧ 非金属

問2　記述中の　8　に該当する物質を，次の①～⑦から選べ。ただし，2つ
以上ある場合は⓪をマークせよ。

① HCl　　　② NH₃　　　③ H₂O　　　④ SO₂

⑤ CH₃Cl　　⑥ CH₂Cl₂　　⑦ CCl₄

問3　下線部 a の結合のみでできている物質の組み合わせを，次の①～⑤から選べ。

9

① 二酸化硫黄，フッ化水素，ヨウ素，硫化水素

② 亜鉛，カルシウム，チタン，ヘリウム

③ 塩化マグネシウム，酸化アルミニウム，ヨウ化カリウム，フッ化水素

④ 二酸化硫黄，塩化マグネシウム，ヨウ素，硫化水素

⑤ 臭化ナトリウム，塩素，ヨウ化カリウム，フッ化水素

問4　分子内に含まれる共有電子対と非共有電子対の数が等しいものを，次の①
～⑤から選べ。ただし，2つ以上ある場合は⓪をマークせよ。　10

① Cl₂　　② O₂　　③ HCl　　④ CO₂　　⑤ CH₄

問5　下線部 b に関して，次の①～⑥の分子あるいはイオンのうち直線形を示す
ものはどれか。ただし，2つ以上ある場合は⓪をマークせよ。　11

① CH₄　② NH₄⁺　③ NH₃　④ H₃O⁺　⑤ H₂O　⑥ CO₂

Ⅱ　次の問い（問1～問3）に答えよ。(20点)

問1　次の記述(1)～(3)の各記述 a～c のうち，正しいものはどれか。最も適当な
　　ものを下の＜解答群＞から選べ。ただし，同じものを繰り返して選んでもよい。

(1)　a　固体の塩化ナトリウムを水に溶かしたときの溶解熱の値は負となる。
　　　b　強酸と強塩基の水溶液の中和熱の値は負となる。
　　　c　強酸と強塩基の水溶液の中和熱は，水溶液の濃度にかかわらず弱酸と
　　　　　弱塩基の水溶液の中和熱と同じ値を示す。

　　　　　　　　　　　　　　　　　　　　　　　　　　　　　　　12

(2)　a　反応熱は反応の経路によらず，反応の初めの状態と終わりの状態で決
　　　　　まる。
　　　b　反応に関係する全ての物質の生成熱がわかれば，その反応の反応熱を
　　　　　求めることができる。
　　　c　メタンの結合エネルギーの総和が 1644 kJ/mol であるとき，C-H の
　　　　　結合エネルギーは 411 kJ/mol である。

　　　　　　　　　　　　　　　　　　　　　　　　　　　　　　　13

(3)　a　化学発光する化学反応では，反応物と生成物の化学エネルギーの差が
　　　　　大きいほど，放出された光の波長は長くなる。
　　　b　光合成は吸熱反応である。
　　　c　塩基性溶液中で鉄を触媒としてルミノールを過酸化水素と反応させる
　　　　　と，青い光を発する。

　　　　　　　　　　　　　　　　　　　　　　　　　　　　　　　14

＜解答群＞
①　a　　　　②　b　　　　③　c　　　　④　a と b
⑤　a と c　　⑥　b と c　　⑦　a と b と c　　⑧　正しいものはない

問 2　白金電極を用いて，硫酸銅(II)水溶液を 1.0 A の電流で，32 分 10 秒間電気分解した。次の(1)と(2)に答えよ。

(1)　電気分解後に，陰極は何 g 増加したか。小数第 1 位の数を直接マークせよ。 　　　　　15

(2)　陽極で発生する気体の体積は標準状態で何 L か。小数第 1 位の数を直接マークせよ。 　　　　　16

問 3　次の(1)～(3)に答えよ。

(1)　48250 C は電子何 mol がもつ電気量か。その値の小数第 1 位の数を直接マークせよ。 　　　　　17

(2)　電子 1 個がもつ電気量は何 C か。その値を 10^{19} 倍した値の小数第 1 位の数を直接マークせよ。 　　　　　18

(3)　0.4 A の電流を 1 時間 36 分 30 秒流したとき，何 mol の電子が流れたことになるか。その値の小数第 2 位の数を直接マークせよ。 　　　　　19

Ⅲ 次の記述(1)～(10)を読んで，下の問い（問 1 ～問 4 ）に答えよ。（20点）

(1) 銅に希硝酸を加えると気体Aが発生する。

(2) 銅に濃硝酸を加えると気体Bが発生する。

(3) 亜鉛に希硫酸を加えると気体Cが発生する。

(4) 硫化鉄（Ⅱ）に希塩酸を加えると気体Dが発生する。

(5) 炭酸カルシウムに希塩酸を加えると気体Eが発生する。

(6) 亜硫酸ナトリウムに希硫酸を加えると気体Fが発生する。

(7) 塩化ナトリウムに濃硫酸を加えて加熱すると気体Gが発生する。

(8) 過酸化水素水に少量の酸化マンガン（Ⅳ）を加えると気体Hが発生する。

(9) 気体H中で無声放電を行うか，強い紫外線を当てると気体Ｉが発生する。

(10) 塩化アンモニウムと水酸化カルシウムの混合物を加熱すると気体Jが発生する。

問 1 次の①～⑨のうち，無色，腐卵臭のある有毒な気体で，気体Fの水溶液に通すと白く濁るものはどれか。最も適当なものを選べ。 20

① 気体A ② 気体B ③ 気体C ④ 気体D ⑤ 気体E
⑥ 気体G ⑦ 気体H ⑧ 気体I ⑨ 気体J

問 2 次の①～⓪のうち，互いに同素体の関係にあるものはどれか。ただし，解答の順序は問わない。 21 と 22

① 気体A ② 気体B ③ 気体C ④ 気体D ⑤ 気体E
⑥ 気体F ⑦ 気体G ⑧ 気体H ⑨ 気体I ⓪ 気体J

問3　気体どうしが出合うと白煙を生じるものはどれとどれか。最も適当なものを選べ。ただし，解答の順序は問わない。　　　 23 　と　 24

① 気体A　　② 気体B　　③ 気体C　　④ 気体D　　⑤ 気体E

⑥ 気体G　　⑦ 気体H　　⑧ 気体I　　⑨ 気体J

問4　銅 24.0 g に十分な量の希硝酸を加えて発生する気体Aの物質量〔mol〕はいくらか。小数第1位と小数第2位の値を直接マークせよ。

小数第1位：　 25 　　　小数第2位：　 26

IV　次の問い（問１・問２）に答えよ。（20点）

問１　次の(1)～(4)の各記述 a ～ c のうち，正しいものはどれか。最も適当なもの
　　　を下の＜解答群＞から選べ。ただし，同じものを繰り返し選んでもよい。

(1)　a　アセトンの分子式は，C_3H_6O で，水と任意の割合で混ざる。

　　　b　ホルムアルデヒドの分子式は，CH_2O で，常温で無色の液体である。

　　　c　２－ブタノールは，第３級アルコールである。

　　　　　　　　　　　　　　　　　　　　　　　　　　　　　　　　27

(2)　a　アルカンの分子から水素原子を１個除いてできる炭化水素基をアルキ
　　　　ル基という。

　　　b　アルカンは常温では，一般に安定で反応性に乏しい。

　　　c　アルカンの融点，沸点は炭素原子の数が増えるにつれ，低くなる。

　　　　　　　　　　　　　　　　　　　　　　　　　　　　　　　　28

(3)　a　ギ酸は，還元性を示す。

　　　b　ジエチルエーテルの分子式は，C_2H_6O で，揮発性の液体である。

　　　c　メチルアルコールは，メタノールともいわれ，有毒な液体で水と任意
　　　　の割合で混じり合う。

　　　　　　　　　　　　　　　　　　　　　　　　　　　　　　　　29

(4)　a　ニトロベンゼンは，芳香をもつ淡黄色の液体である。

　　　b　トルエンをニトロ化すると主に $o-$ や $p-$ の位置がニトロ化されてニ
　　　　トロトルエンができる。

　　　c　フェノールは，水溶液中でわずかに電離して，弱酸性を示す。

　　　　　　　　　　　　　　　　　　　　　　　　　　　　　　　　30

＜解答群＞

① a　　　　② b　　　　③ c　　　　④ aとb

⑤ aとc　　⑥ bとc　　⑦ aとbとc　⑧ 正しいものはない

問2　次の(1)～(5)に答えよ。

(1)　アセチレン0.5 molを完全に燃焼させるのに必要な酸素の物質量〔mol〕は
いくらか。一の位，小数第1位，小数第2位の数を直接マークせよ。

一の位： 31 　　　小数第1位： 32 　　　小数第2位： 33

(2)　アセチレンを実験室で作る場合には 34 に水を作用させてつくられる。
34 に最も適当な薬品はどれか。次の①～⑤から選べ。ただし，2つ以
上ある場合は⓪をマークせよ。

① 酢酸　　　　　② 炭化カルシウム　　③ 炭化ケイ素

④ ベンゼン　　　⑤ 炭酸カルシウム

(3)　アセチレンに関する記述として，正しいものはどれか。ただし，2つ以上
ある場合は⓪をマークせよ。　　　　　　　　　　　　　　　　35

① 無色で芳香のある気体である。

② アセチレンに塩化水素を付加させると，酢酸ビニルが得られる。

③ アセチレンは，臭素と常温で反応して褐色の化合物になる。

④ アセチレンは有機溶媒や水によく溶ける。

⑤ 硫酸水銀（Ⅱ）を触媒として，水を付加させるとビニルアルコールを経て，
アセトアルデヒドが生成する。

(4) 次の化合物のうち，塩化鉄(Ⅲ)水溶液による呈色反応を示さないものはどれか。ただし，2つ以上ある場合は⓪をマークせよ。 36

① o-クレゾール ② サリチル酸 ③ サリチル酸メチル
④ アセチルサリチル酸 ⑤ フェノール

(5) 次の化合物のうち，アセチル基を持つ化合物はいくつあるか。その数を直接マークせよ。 37

無水酢酸　　　　　サリチル酸　　　　　無水マレイン酸
アセトアニリド　　酢酸フェニル

Ⅴ 次の[イ]および[ロ]の問いに答えよ。(20点)

[イ] ニトロベンゼン，アニリン，フェノールの混合されたエーテル溶液がある。
　　次の操作1から操作3を行った。下の問い(問1〜問5)に答えよ。

　操作1

　　このエーテル溶液を器具 | 38 | に入れ，希塩酸を加えて， | 39 | ，水
　層Ⅰとエーテル層Ⅰに分けた。

　操作2

　　エーテル層Ⅰに炭酸水素ナトリウム水溶液を加え， | 39 | ，水層Ⅱと
　エーテル層Ⅱに分けた。

　操作3

　　エーテル層Ⅱに水酸化ナトリウム水溶液を加え， | 39 | ，水層Ⅲとエー
　テル層Ⅲに分けた。

問1 操作1で使用した器具 | 38 | として，最も適当なものはどれか。次の①
　　〜⑨から選べ。

① ビーカー　　　　② 三角フラスコ　　　③ ビュレット
④ 分液ろうと　　　⑤ ホールピペット　　⑥ メスシリンダー
⑦ 蒸発皿　　　　　⑧ 吸引瓶　　　　　　⑨ ろうと

問2　 39 　は実験操作に関する記述である。最も適当なものはどれか。次の
①〜⑤から選べ。

①　「加熱後，冷却して」

②　「よく振り混ぜ，静置し」

③　「電気分解後に」

④　「吸引して」

⑤　「ろ別し」

問3　ニトロベンゼン，アニリン，フェノールは，水層Ⅰ〜Ⅲ，エーテル層Ⅲの
どの層に移動するか。最も適当なものを下の①〜④から選べ。

ニトロベンゼン： 40 　　アニリン： 41 　　フェノール： 42

①　水層Ⅰ　　　②　水層Ⅱ　　　③　水層Ⅲ　　　④　エーテル層Ⅲ

問4　ニトロベンゼン，アニリン，フェノール混合液に安息香酸が入っていた場
合，操作1〜3を行ったとき，安息香酸は水層Ⅰ〜Ⅲ，エーテル層Ⅲのどの
層に移動するか。最も適当なものを下の①〜④から選べ。 43

①　水層Ⅰ　　　②　水層Ⅱ　　　③　水層Ⅲ　　　④　エーテル層Ⅲ

問5　ニトロベンゼン，アニリン，フェノール混合液にサリチル酸が入っていた
場合，操作1〜3を行ったとき，サリチル酸は水層Ⅰ〜Ⅲ，エーテル層Ⅲの
どの層に移動するか。最も適当なものを下の①〜④から選べ。 44

①　水層Ⅰ　　　②　水層Ⅱ　　　③　水層Ⅲ　　　④　エーテル層Ⅲ

［ロ］　次の(1)〜(3)の各記述 a 〜 c のうち，正しいものはどれか。最も適当なもの
　　を下の＜解答群＞から選べ。ただし，同じものを繰り返し選んでもよい。

(1)　a　フッ化水素は，ホタル石に濃硫酸を加え，加熱してつくる。
　　　b　塩化水素の水溶液を塩酸という。
　　　c　濃硫酸は，三酸化硫黄を濃硫酸に吸収させて発煙硫酸とし，希硫酸で
　　　　薄めてつくる。

| 45 |

(2)　a　中和反応に伴い生じる化学エネルギーを電気エネルギーとして取り出
　　　　す装置を電池という。
　　　b　外部から放電時とは逆向きに電流を流すと起電力を回復させることが
　　　　できる電池を二次電池という。
　　　c　ダニエル電池ではイオン化傾向の大きな亜鉛板が正極，小さな銅板が
　　　　負極となる。

| 46 |

(3)　a　ヨウ素の分子結晶は，硬いが，もろい性質を示す。
　　　b　ダイヤモンドは，共有結合の結晶である。
　　　c　金属は，展性，延性を示す。

| 47 |

＜解答群＞
① a　　　② b　　　③ c　　　④ aとb
⑤ aとc　　⑥ bとc　　⑦ aとbとc　　⑧ 正しいものはない

英　語

解答　　　　　31年度

I

〔解答〕

(A)　④
(B)　③
(C)　①
(D)　③
(E)　①
(F)　②
(G)　②

〔出題者が求めたポイント〕

選択肢訳

(A)　第1段落によれば、過去において、〜。
 1．ほとんどすべての人がコミュニケーションスキルを重要視していた
 2．距離は必ずしもコミュニケーションの障害ではなかった
 3．異文化間コミュニケーションは人々が決定的に必要としたものだった
 4．遠く離れた土地の人が互いに交流することはめったになかった ← 第1段落第1文に一致

(B)　第2段落で、〜と述べられている。
 1．日本人は、ジェスチャーや目の動きの微妙な変化を認識しない傾向にある
 2．メッセージは、高コンテクスト社会ではより直接的に表現される傾向にある
 3．たいていの日本人は、声の調子の微妙な変化が何を暗示するのかが分かる ← 第2段落第4文に一致
 4．非言語コミュニケーションは、会話において話すことよりも重要だ

(C)　第3段落で、〜と暗示されている。
 1．高コンテクスト社会の人々は、低コンテクスト社会の人々ほど直接的でない ← 第3段落第1文に一致
 2．高コンテクスト社会の人々は、初めて会ったときに互いに頭を下げ合うことはめったにない
 3．低コンテクスト社会の人々は、高コンテクスト社会の人々とコミュニケーションがとれない
 4．低コンテクスト社会の人々は、高コンテクスト社会の人々がどのように行動するかを予測できる

(D)　沈黙が持つ様々な機能の中で、第4段落では〜示されている。
 1．ゼロ個の例が
 2．1つの例が
 3．2つの例が
 4．3つの例が

(E)　第4段落で、〜と述べられている。
 1．沈黙することは、会話の参加者が慎重に考えるための機会になり得る ← 第4段落最終文に一致

 2．沈黙することは、日本人の聞き手にとっては、一方的で失礼であると思われる
 3．非日本人ビジネスマンは、会話を独占することを避けるために戦術的に話すのを止める
 4．非日本人ビジネスマンは、日本人が話す前にもっと慎重に考えることを欲する

(F)　第5段落によると、2人のアメリカ人と2人の日本人が商談をしているとき、〜ようだ。
 1．アメリカ側は日本側の長く思慮深い沈黙を高く評価する
 2．アメリカ側は日本側の長い沈黙を前向きだと見なさない ← 第5段落最終文に一致
 3．アメリカ側が会話に英語を使用することに日本側はイライラする
 4．会話が流れるようにしてくれるので日本側はアメリカ側に感謝する

(G)　第6段落に記載された研究によると、国際ビジネスの場において、〜。
 1．英語話者は会話中、最短の沈黙なら許容する
 2．長い沈黙は、日本人にとって望ましくない結果をもたらすかも知れない ← 第6段落第3文に一致
 3．ハンフォード教授は、何人の人が英語を使えるかに興味を持った
 4．スペイン語話者は、自分の考えを表現する機会を逃す可能性がとても高い

〔全訳〕

［1］　はるか昔、人と人の交流は彼らの地域社会に限られており、遠く離れた土地の人とコミュニケーションをとる人はほとんどいなかった。当時、誰と話すのか、どこで話すのかにかかわらず、コミュニケーションは必ずしもスキルとは見なされていなかった。それは話し手の間で発生するだけのことだった。しかし、今日の、移動とテクノロジーが高度に発達した世界では、距離はもはや障害ではなく、異文化間コミュニケーションのスキルは、職業と生活全般における成功にとってますます重要だと考えられている。

［2］　話すことが、他人との対面コミュニケーションにおいて最も重要な要素であることは否定できない。しかし、非言語的コミュニケーションもまたコミュニケーションにおいて重要な役割を果たしており、文化的背景によっては他の要素よりも重要だ。日本はその代表的な例だ。高コンテクスト社会として、メッセージはしばしば示唆されるかほのめかされ、声の調子、身振りおよび目の動きの微妙な変化を伴う。たいていの場合、日本人はこれを認識する。なぜなら、話者同士、コミュニケーションの背景に関する理解と、自分自身の文化に関する知識を共有しているからだ。

［3］　これは、直接的かつ主に言葉でコミュニケーションをとる傾向がある低コンテクスト社会の人々とは対照をなす。しかし、低コンテクストと高コンテクストが出

会うと、結果は面白いものになる。初めて日本を訪れた西洋人ビジネスマンを見ると、おじぎすべきか握手すべきか確信が持てず、しばしばためらうようだ。その後、日本人の方が右手または左手を差し出すと、途中までおじぎをしていたのが、突然握手に変わることがある。

［4］ 日本にいる外国人ビジネスマンにとってより困難な、もう一つの非言語コミュニケーションは沈黙である。というのも、沈黙は日本において様々な機能をもっているからだ。日本人の間では、会話が止まって沈黙しても、それは話し手が利己的に会話を支配したくないことを意味するのかも知れない。話し続けること、一方的なコミュニケーションのように見え、聞き手にとって失礼だと見なされるのだろう。だから、話し手は話を止めてグループの他の人が参加できるようにするのだ。あるいは、沈黙による会話の中断は、すべての参加者が、話す前に自分の考えを慎重に熟考し、検討することを可能にする意図的なやり方なのかも知れない。

［5］ しかし、人々が沈黙について同じ認識を共有しない場合、問題が生じる可能性がある。2人のアメリカ人と2人の日本人の間で、英語によって行われる商談を想像してみよう。低コンテクスト社会から来たアメリカ人は、会話が流れ続け、沈黙の時間が訪れないよう懸命に努力する。しかし、日本側は、なぜアメリカ人がこんなに話好きで、あまり間をおかないのか疑問に思うかも知れない。そして、彼らは同じ文化的慣行を共有しないので、アメリカ側はおそらく、会議ですぐに具体的な結果を得るには、多くの質問をせねばならないと感じるだろう。しかし、日本側からの、一定間隔の長い中断という反応は、アメリカ人をイライラさせるものであり、会議に否定的な結果をもたらすかも知れない。

［6］ マイケル・ハンフォード教授は、会話中の沈黙の特徴に興味を持ち、様々な言語の話者における、沈黙の長さの違いを研究した。例えばスペインでは、人はほんの1～2秒の沈黙しか許容できないが、英語話者の間ではこの長さは長くなり、3～4秒、日本語話者の間ではさらに長くなり、5～6秒であることに彼は注目した。長時間の沈黙を容認する結果、英語を使って国際的状況でコミュニケーションをとるとき、その沈黙は日本人ビジネスマンにとって不利に働くと教授は見ている。彼は、こうした間を受け入れることは、彼らが自分の見解を示す機会を逃すことになると考えている。

Ⅱ
〔解答〕
8 ④
9 ④
10 ②
11 ①
12 ④
〔出題者が求めたポイント〕
会話における慣用的表現。

〔全訳〕
前田京子は関西国際空港のインフォーメーションデスクで働いている。リウペイジュは初めて日本にやってきた台湾人観光客だ。

京子　：こんにちは。どうされましたか？

ペイジュ：こんにちは！　ええ、2、3質問があります。まず、トイレの行き方を教えてください。見つけられなかったのです。

京子　：喜んで。

ペイジュ：素晴らしい、ありがとう。もう1つ質問があります。ユニークなお菓子が買える場所を知ってますか？　弟と彼の家族のために特別なものを持ち帰りたいのです。

京子　：何とおっしゃいましたか？　ごめんなさい。あなたが言ったことがあまり聞き取れなかったのです。

ペイジュ：弟と彼の家族のためにお菓子を買いたい、と言いました。

京子　：ああ、分かりました。この下の3階に、キャンディ、チョコレート、クッキーなどを売っている、すてきなギフトショップがいくつかあります。

ペイジュ：いいですね！　行って見てきます。助けてくれてありがとう！

京子　：よい一日を。

Ⅲ
〔解答〕
(A) ①
(B) ④
(C) ①
(D) ②
〔出題者が求めたポイント〕
(A) be satisfied with ～「～に満足する」。
(B) visit の目的語となる関係代名詞 which が正解。
(C) 主語の The buildings に対応する述語動詞なので、are が正解。
(D) live to be ～「～になるまで生きる」。結果を表す不定詞副詞用法。
〔設問訳〕
(A) 研究者たちは実験の結果に満足した。
(B) ここは私が長年訪問したかった場所だ。
(C) 新キャンパスの建造物は、大きなスケートリンクも含めて、世界でも最高の物のひとつだ。
(D) 過去においては、100歳まで生きる人はほとんどいなかった。

Ⅳ
〔解答〕
(A) ③
(B) ④
(C) ④

⒟　③
⒠　②
〔出題者が求めたポイント〕
⒜　abandoned「捨てた」。amused「面白がらせた」。
　　assumed「思い込んだ」。attracted「引きつけた」。
⒝　suspect「容疑者」。suspense「サスペンス」。
　　suspension「一時停止」。suspicion「疑惑」。
⒞　decisive「決定的な」。destructive「破壊的な」。
　　positive「肯定的な」。primitive「原始的な」。
⒟　fashionably「流行を追って」。frankly「率直に」。
　　frequently「頻繁に」。fruitfully「実り豊かに」。
⒠　bubble「泡」。liquid「液体」。object「物体」。
　　quantity「量」。
〔設問訳〕
⒜　私は君の車を見なかった。それで私は、君が出かけたと思い込んだのだ。
⒝　そのランナーは薬物検査を避けようとした疑惑がある。
⒞　原始的な社会は、人々がとても単純に暮らす社会である。
⒟　乗客は、列車が頻繁に運行中止になると苦情を言う。
⒠　時々、子供たちは液状の薬を飲む。

Ⅴ
〔解答〕
⒜　22 ⑥　　23 ④
⒝　24 ①　　25 ⑥
⒞　26 ④　　27 ⑥
⒟　28 ②　　29 ⑦
〔出題者が求めたポイント〕
正解の英文
⒜　(Any friend of my daughter's is welcome) in our home.
⒝　(When it comes to Hawaii, what do) most people think of?
⒞　(The group may have taken a wrong turn as) they have not come yet.
⒟　The (true test of character is how you behave) when no one is watching.

化　学

解答　31年度

I

〔解答〕

問1　1　⑧　　2　③　　3　②　　4　④　　5　①
　　　6　⑦　　7　⑥

問2　⑦

問3　①

問4　④

問5　⑥

〔出題者が求めたポイント〕

化学結合

〔解答のプロセス〕

問2　異なる元素の原子間で結合をつくると，電子の偏りが生じる。この偏りが分子全体で解消されないものが極性分子である。
　　　空欄8は「無極性分子」が入るので，CCl_4 をえらぶ。

II

〔解答〕

問1　(1)　③　　(2)　⑦　　(3)　⑥

問2　(1)　6　　(2)　1

問3　(1)　5　　(2)　6　　(3)　2

〔出題者が求めたポイント〕

理論・電気化学

〔解答のプロセス〕

問1(1)　中和熱は反応する酸・塩基の種類によらない。

　(3)a　放出される光エネルギーが大きいのは，波長の短い方である。

　　　b　光合成は低いエネルギー準位の化合物から高いエネルギー準位の化合物をつくる。

　　　c　正しい。ルミノール反応として，鑑識などでも使われる反応。（だが，入試問題としてはこの出題方法は不適切）

問2(1)　電気分解で流れた電子は，

$$\frac{1.0[A] \times 1930[s]}{9.65 \times 10^4[C/mol]} = 2.0 \times 10^{-2}[mol]$$

　　　となるから，析出する Cu は $1.0 \times 10^{-2}\,mol = 0.64\,g$

　(2)　発生する O_2 は $0.5 \times 10^{-2}[mol]$ なので，
　　　　$22.4 \times 0.5 \times 10^{-2} = 0.112(L)$

問3(1)　$\dfrac{48250}{9.65 \times 10^4} = 0.50(mol)$

　(2)　$\dfrac{9.65 \times 10^4}{6.02 \times 10^{23}} \times 10^{19} = 1.6\cdots[C]$

　(3)　$\dfrac{0.4 \times 5790}{9.65 \times 10^4} = 0.024[mol]$

III

〔解答〕

問1　④

問2　⑧，⑨

問3　⑥，⑨

問4　25　②　　26　⑤

〔出題者が求めたポイント〕

気体の性質総合

〔解答のプロセス〕

A ～ J までの気体はそれぞれ，

A：NO，B：NO_2，C：H_2，D：H_2S

E：CO_2，F：SO_2，G：HCl，H：O_2

I：O_3，J：NH_3

である。

問4　$Cu \longrightarrow Cu^{2+} + 2e^-$

　　　　$HNO_3 + 3H^+ + 3e^- \longrightarrow NO + 2H_2O$

　　であるから，イオン反応式は

　　　　$3Cu + 2HNO_3 + 6H^+ \longrightarrow 3Cu^{2+} + 2NO + 4H_2O$

　発生する A：NO は Cu の物質量の $\dfrac{2}{3}$ 倍なので，

$$\frac{24.0}{64} \times \frac{2}{3} = 0.25[mol]$$

IV

〔解答〕

問1　(1)　⑧　　(2)　④(後述)　　(3)　⑤
　　　(4)　⑦

問2　(1)　31　①　　32　②　　33　⑤
　　　(2)　②
　　　(3)　⑤
　　　(4)　④
　　　(5)　②

〔出題者が求めたポイント〕

有機化学

〔解答のプロセス〕

問1(2)　アルカンは燃料として利用できる可燃性の物質と見なせるが，付加反応や置換反応を受けにくいので「反応性に乏しい」とした。主観に基づく判断しかできない問題である。

問2(1)　$C_2H_2 + \dfrac{5}{2}O_2 \longrightarrow 2CO_2 + H_2O$

　　　$\therefore$　O_2 は　$0.5 \times \dfrac{5}{2} = 1.25(mol)$

　(3)　$H-C\equiv C-H \xrightarrow{H_2O} \left(\begin{array}{c} H \qquad\quad H \\ \diagdown\ \diagup \\ C=C \\ \diagup\ \diagdown \\ H \qquad\quad OH \end{array}\right) \longrightarrow CH_3CHO$

　　　アセチレン　　　　ビニルアルコール　　　アセトアルデヒド
　　　　　　　　　　　　　（不安定）

　(4)　フェノール性ヒドロキシ基をもたないものを選

ぶ。この中では，アセチル化をうけたアセチルサリ
チル酸。

(5)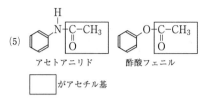

アセトアニリド　　　　酢酸フェニル

□ がアセチル基

Ⅴ

〔解答〕

[イ]　問1　④
　　　問2　②
　　　問3　40　④　　41　①　　42　③
　　　問4　②
　　　問5　②
[ロ]　(1)　⑦
　　　(2)　②
　　　(3)　⑥

〔出題者が求めたポイント〕

小問集合

〔解答のプロセス〕

　操作1ではアニリン，2ではなし（カルボン酸が入る），
3でフェノールがそれぞれ水層に移動する。

問4　安息香酸はカルボン酸なので，操作2で水層Ⅱへ
　　移動する。

問5　サリチル酸はカルボキシ基とフェノール性ヒドロ
　　キシ基の両方をもっているので，カルボン酸としては
　　たらくことができる。よって，水層Ⅱ。

平成30年度

問 題 と 解 答

英　語

問題

30年度

Ⅰ　次の英文を読み，下の問いに答えよ。(42点)

[1]　Most people want to be polite and behave well around others. Being polite means knowing how to greet and talk to people. It means using good manners when eating. It means knowing how to give and receive gifts appropriately. Polite behavior in one country, however, may be impolite in another part of the world. Travelers need to understand the cultural differences in politeness so that they don't cause embarrassment.

[2]　For instance, when people meet, they often shake hands. How long should a handshake be? Should you hold the other person's hand gently or firmly? In the United States, people prefer to shake hands firmly for a few seconds. In some Middle Eastern countries, people hold the person's hand gently for a longer time. Handshaking varies around the world.

[3]　What about eye contact? In some countries you show respect when you look someone directly in the eye. In other parts of the world, to look at someone directly is rude. To be respectful, a person looks down at the ground.

[4]　There are also cultural differences in the way people use personal space. When two people are talking, should they stand close together or far apart? Exactly how close should they stand? In North America, for instance, people usually stand about an arm's length apart during a conversation. However, in some countries in the Middle East and Latin America, people stand closer. It can be awkward if one person likes to stand close and the other person likes to stand farther apart.

[5]　Three authors wrote a book *Kiss, Bow, or Shake Hands* about cultural differences. In their book, they discuss greetings, gift-giving, and time. Around the world cultures have different ideas about giving gifts. In the United States, if someone gives you a gift, you should open it while they are with you. That way they can see how happy you are to receive it. In China, you should open a gift after the person is gone.

［6］　　Another cultural difference is time. If someone invites you to dinner at their house at 6 p.m., what time should you get there? Should you arrive early, late, or exactly on time? In Germany, it is important to arrive on time. In Argentina, polite dinner guests usually come 30 to 60 minutes after the time of the invitation. When traveling, remember that each country has a different definition of being on time.

［7］　　A final area to be careful about is body language, including gestures. Is it acceptable to touch a person on the shoulder? How do you wave goodbye or hello? How do you gesture to someone to "come here"? All of these can be different from one culture to another. In Thailand, it is rude to touch someone on the head with the palm of the hand. The gesture for "come here" in the U.S. is only used for calling animals in some other countries.

［8］　　If you are going to live, work, or study in another country, it is important to learn the language. But it is also important to learn about cultural differences. This way, you can be polite and make a good impression. People around you will feel comfortable and respected. Politeness and good manners can be good for making friends, good for traveling, and good for business, too.

問　本文の内容を踏まえて，次の英文(A)～(G)の空所 　1　 ～ 　7　 に入れる
のに最も適当なものを，それぞれ下の①～④のうちから選べ。

(A)　According to the first paragraph, 　　1　　 .

　　① being aware of cultural differences is helpful for travelers

　　② giving gifts to friends is considered to be generous around the world

　　③ many people are not concerned about table manners

　　④ people's behavior in foreign countries is predictable

(B) According to the second paragraph,   2   .

① ideal ways of shaking hands differ from country to country

② people avoid shaking hands in Middle Eastern countries

③ people hardly ever shake hands especially in the United States

④ we ought to shake hands for a long time

(C) According to the third and fourth paragraphs,   3   .

① conversation space is the same all over Latin America and North America

② cultural differences in personal space can make people uncomfortable

③ everyone in Latin America stands about an arm's length apart while talking

④ looking someone straight in the eye is a universal way to show respect

(D) According to the fifth paragraph,   4   .

① it is recommended not to open a present in front of the giver in China

② people in different cultures rarely act differently when accepting gifts

③ people should open gifts in private in the United States

④ the three authors claim that there are few cultural differences in gift-giving

(E) According to the sixth paragraph,   5   .

① hosts are advised to begin parties ahead of time

② it is appropriate to be on time for an invitation in Germany

③ it is important to ignore the definition of being on time

④ polite guests arrive at the exact time of the invitation in Argentina

(F) According to the seventh and eighth paragraphs, [6] .

   ①   body language includes physically touching a person on the shoulder

   ②   cultural differences in body language make people feel comfortable

   ③   cultural differences in gestures are not confusing

   ④   making friends and traveling are good for success in business

(G) The most important message of this passage is that [7] .

   ①   greetings and gift-giving are essential factors in cross-cultural communication

   ②   it is polite to shake hands with other people around the world

   ③   learning about cultural differences is essential to being polite around the world

   ④   many things about cultural differences are still unknown

Ⅱ 次の英文の空所 8 ～ 12 に入れるのに最も適当なものを，それぞれ 下の①～④のうちから選び，会話文を完成せよ。（20点）

A Japanese student and an American student are discussing Valentine's Day.

Mika:　Do you celebrate Valentine's Day in the U.S.?

Tracy:　Oh, yes, 8 .

① it used to be celebrated in the past

② it's celebrated by Americans in Japan

③ it's unpopular among children

④ it's very popular among young people

Mika:　How do you celebrate?

Tracy:　Well, some children 9 at school.

① do not have homework on that day

② get flowers from their parents

③ give candy to their friends

④ receive awards from their teachers

Mika:　That sounds delicious!

Tracy:　 10 . For example, boys sometimes buy presents for their girlfriends.

① And many girls want to make their boyfriends happy

② But boys are not really interested in Valentine's Day

③ Many couples also celebrate Valentine's Day

④ There are also people who dislike Valentine's Day

Mika: That's interesting. It's ___11___ in Japan because girls usually give chocolate to their boyfriends on Valentine's Day.

① more religious

② required

③ the opposite

④ the same

Tracy: That's interesting.

Mika: Then, one month later, boys return a gift to their girlfriends.

Tracy: ___12___ .

① I can't imagine that

② I like chocolate, too

③ That's a nice custom

④ That's not true

Mika: Yes, I think so, too.

Ⅲ　次の英文(A)〜(D)の空所 13 〜 16 に入れるのに最も適当なものを，そ
れぞれ下の①〜④のうちから選べ。(12点)

(A)　She has dedicated herself to (13) the poor.

　　① being helping　　　　　　　② have been helping

　　③ help　　　　　　　　　　　④ helping

(B)　(14) Yuka or Kenji should cook dinner today.

　　① All　　　　② Both　　　　③ Either　　　　④ Neither

(C)　My CD player does not work properly. I should get it (15).

　　① repair　　　② repaired　　　③ repairing　　　④ repairs

(D)　It was the day (16) changed my life forever.

　　① on which　　② that　　　③ what　　　④ when

IV　次の英文(A)～(E)の空所　17　～　21　に入れるのに最も適当なものを，そ
れぞれ下の①～④のうちから選べ。（10点）

(A)　It never (　17　) to me that he was such a coward.

　　① happened　　② occurred　　③ took place　　④ went out

(B)　Hurry up, Jane! We are almost 30 minutes (　18　) schedule.

　　① back　　　　② behind　　　③ late　　　　④ previous

(C)　Sorry, I cannot walk anymore. I am (　19　) today.

　　① exhausted　② exhibited　　③ expanded　　④ explored

(D)　At the zoo, the children enjoyed looking at animals so much that they
　　were (　20　) to leave.

　　① related　　　② reliable　　　③ reluctant　　④ remarkable

(E)　She finally bought a large estate in the (　21　).

　　① subscriptions　② subsidies　　③ substances　　④ suburbs

Ⅴ　次の文(A)～(D)を，与えられた語(句)を用いて英文に訳したとき，空所　22　～
29　に入れるのに最も適当なものを，それぞれ下の①～⑦のうちから選べ。
ただし，文頭に来る語(句)も小文字になっている。(16点)

(A)　近い将来，より多くの企業が人間の代わりにロボットを配置するでしょう。

More companies (　　　)(　22　)(　　　)(　　　)(　23　)(　　　)
(　　　) future.

① humans　　　② in the　　　③ near　　　④ replace

⑤ robots　　　⑥ will　　　⑦ with

(B)　勉強すればするほど，あなたの成績は良くなるでしょう。

The more (　　　)(　24　), (　　　)(　　　)(　25　)(　　　)
(　　　) be.

① better　　　② grades　　　③ study　　　④ the

⑤ you　　　⑥ your　　　⑦ will

(C)　何度も繰り返し同じように注意されたい人などいません。

(　　　)(　26　)(　　　)(　　　)(　27　)(　　　)(　　　) way
over and over again.

① be　　　② in the　　　③ nobody　　　④ same

⑤ to　　　⑥ wants　　　⑦ warned

(D)　あまりにも良すぎてありえないような申し出には，気をつけなければなりま
せん。

You must be careful of offers (　　　)(　28　)(　　　)(　　　)
(　29　)(　　　)(　　　).

① be　　　② good　　　③ sound　　　④ that

⑤ to　　　⑥ too　　　⑦ true

化 学

問題

30年度

必要があれば，次の数値を用いよ。

原子量：H＝1.0　　　C＝12　　　N＝14　　　O＝16

Na＝23　　　S＝32　　　Cl＝35.5　　　K＝39

Fe＝56　　　Zn＝65

アボガドロ定数：$N_A = 6.02 \times 10^{23}$ /mol

気体定数：$R = 8.31 \times 10^3$ Pa·L/(K·mol)

ファラデー定数：$F = 9.65 \times 10^4$ C/mol

I　次の問い（問 1 ～問 4 ）に答えよ。（25点）

問 1　次の 1 ～ 5 にあてはまる最も適当なものを①～⑨から選べ。
ただし，同じものを繰り返し選んでもよい。

原子は，中心にある 1 と，その周りに存在する 2 からできて
いる。 1 は， 3 の電荷をもつ 4 と，電荷をもたない
 5 からできている。

① 原子核　　② 元素　　③ 正　　④ 中性子　　⑤ 電子

⑥ 電子殻　　⑦ 同位体　　⑧ 負　　⑨ 陽子

問 2　次の①～⑦の原子について，下の(1)～(3)に答えよ。
① Na　② Mg　③ Cl　④ O　⑤ C　⑥ Ne　⑦ He

(1)　最外殻電子の数と価電子の数が同じでないものはいくつあるか。その数を
直接マークせよ。 6

(2)　イオン化エネルギーが最も小さいものを①～⑦から選べ。 7

(3)　電子親和力が最も大きいものを①～⑦から選べ。 8

問 3　鉄と亜鉛の混合物 $1.0\,g$ に希塩酸を加えると，標準状態で $390\,mL$ の気体
が発生して混合物はすべて溶解した。この混合物に含まれる鉄の質量パーセ
ントは何％か。最も近いものを①～⑩から選べ。 9

① 38　　　② 41　　　③ 47　　　④ 53　　　⑤ 64

⑥ 76　　　⑦ 82　　　⑧ 90　　　⑨ 94　　　⑩ 97

問 4　次の分子①～⑤のうち，非共有電子対の数が最も多いものはどれか。

$\boxed{10}$

①　N_2　　②　H_2O　　③　NH_3　　④　CO_2　　⑤　CH_4

Ⅱ　次の問い（問1～問3）に答えよ。（25点）

問1　1 mol の物質 A から 2 mol の物質 B が生成される反応において，物質 A の分解速度を v_A，物質 B の生成速度を v_B とすると，v_A は v_B の何倍の速度となるか。最も適当なものを次の①～⑧から選べ。　　　11

①　0.25　　②　0.5　　③　0.75　　④　1.0　　⑤　2.0　　⑥　3.0
⑦　4.0　　⑧　8.0

問2　次の(1)～(3)の各記述 a ～ c のうち，正しいものはどれか。最も適当なものを下の＜解答群＞から選べ。ただし，同じものを繰り返し選んでもよい。

(1)　a　反応速度は，反応物の濃度が大きいほど大きくなる。
　　　b　反応速度は，反応温度が高いほど大きくなる。
　　　c　反応速度は，触媒があれば大きくなる。
　　　　　　　　　　　　　　　　　　　　　　　　　　　　　12

(2)　a　「化学平衡の法則（質量作用の法則）」の式は気体濃度，溶液濃度あるいは固体質量で表される。
　　　b　ルシャトリエの原理は化学平衡に限らず，気液平衡，溶解平衡にも適用できる。
　　　c　触媒は正反応の活性化エネルギーを小さくし，同時に逆反応の活性化エネルギーを大きくする。
　　　　　　　　　　　　　　　　　　　　　　　　　　　　　13

(3)　a　電離定数は温度によって変化する。
　　　b　弱酸の水溶液では，濃度が小さくなるほど弱酸の電離度が大きくなる。
　　　c　pH 2 と pH 3 の水溶液では，pH 3 の方が水素イオン濃度は高い。
　　　　　　　　　　　　　　　　　　　　　　　　　　　　　14

＜解答群＞

① a   ② b   ③ c   ④ aとb

⑤ aとc   ⑥ bとc   ⑦ aとbとc   ⑧ 正しいものはない

問3 次の(1)・(2)に答えよ。ただし，1.0 mol/L 酢酸水溶液の電離度は 0.0052 とする。

(1) 1.0 mol/L の酢酸水溶液中の水素イオン濃度は何 mol/L か。その小数第 2 位の数，小数第 3 位の数，小数第 4 位の数を直接マークせよ。

小数第 2 位：   15

小数第 3 位：   16

小数第 4 位：   17

(2) 1.0 mol/L の酢酸水溶液中の酢酸の電離定数は何 mol/L か。その小数第 6 位の数を直接マークせよ。

小数第 6 位：   18

III　ハロゲンに関する記述である。次の問い（問 1 ～問 4 ）に答えよ。（20点）

問 1　ハロゲンの単体および化合物に関する記述として正しいものを，次の①～⑤から選べ。　　　　　　　　　　　　　　　　　　19

　　① ハロゲンの単体の融点および沸点は，$Cl_2 > Br_2 > I_2$ の順に低い。
　　② 単体の酸化力は，$Cl_2 < Br_2 < I_2$ の順に強い。
　　③ HF，HCl，HBr，HI の水溶液は，いずれも弱酸である。
　　④ AgCl，AgBr，AgI は，いずれも光によって分解されない。
　　⑤ AgCl，AgBr，AgI は，いずれも水に溶けにくい。

問 2　ハロゲンの単体に関する記述として正しいものを，次の①～⑤から選べ。　　　　　　　　　　　　　　　　　　20

　　① フッ素が水と反応すると，水素が発生する。
　　② ヨウ素は，水によく溶ける。
　　③ 塩素は，赤熱した銅と激しく反応する。
　　④ 塩素を得るには，アルミニウムに塩酸を加えて加熱する。
　　⑤ すべて常温で気体である。

問 3　ヨウ素およびヨウ素化合物に関する記述として正しいものを，次の①～⑤から選べ。　　　　　　　　　　　　　　　　　　21

　　① ヨウ素は，ヨウ化カリウム水溶液には溶けない。
　　② ヨウ素の検出には，デンプン水溶液を用いる。
　　③ ヨウ化物イオンを含む水溶液に臭素を作用させてもヨウ素は生成しない。
　　④ ヨウ素は，常温で褐色の液体である。
　　⑤ ヨウ素は，ハロゲンの単体のうちで最も激しく水素と反応する。

問4　塩素および塩素化合物に関する記述として正しいものを，次の①〜⑤から選べ。　　　　　　　　　　　　　　22

① 塩素は，水に激しく反応して酸素を発生する。

② 塩素は，無色で強い毒性を持つ。

③ 塩素は，マンガンに濃塩酸を加えて加熱すると得られる。

④ 塩素は，炭素(黒鉛)電極を用いて塩化ナトリウム水溶液の電気分解で生成される。

⑤ 塩素のオキソ酸で酸の強さが最も弱いものは，過塩素酸である。

IV　次の問い（問1〜問3）に答えよ。（30点）

問1　次の(1)〜(4)の各記述 a 〜 c について正しいものはどれか。最も適当なもの
を下の＜解答群＞から選べ。ただし，同じものを繰り返し選んでもよい。

(1)　a　フェノールは，炭酸より弱い酸である。
　　　b　フェノールの水溶液に臭素水を加えると白色沈殿を生じる。
　　　c　フェノールは，ベンゼンより置換反応を受けやすい。

23

(2)　a　エタノールを二クロム酸カリウムの硫酸酸性溶液を用いて酸化すると
　　　　ホルムアルデヒドが生じる。
　　　b　フェーリング液はアルデヒドにより酸化され，赤色の酸化銅（I）が沈
　　　　殿する。
　　　c　メタノールの蒸気に空気中で熱した銅を触れさせると，メタノールが
　　　　酸化されてホルムアルデヒドが生成する。

24

(3)　a　メタノールは，常温で無色の有毒な液体である。
　　　b　メタノールは，工業的には触媒を用いて一酸化炭素と水素から合成さ
　　　　れる。
　　　c　エタノールは，工業的にはリン酸を触媒としてエチレンに水を付加さ
　　　　せて合成される。

25

(4)　a　クレゾールの分子式は$C_7H_6O_2$で，3つの異性体がある。

　　　b　サリチル酸の分子式は$C_7H_6O_3$で，無色の結晶である。

　　　c　フタル酸の分子式は$C_7H_8O_2$で，加熱すると酸無水物が生じる。

　　　　　　　　　　　　　　　　　　　　　　　　　　　　　26

＜解答群＞

① a　　　　② b　　　　③ c　　　　④ aとb

⑤ aとc　　⑥ bとc　　⑦ aとbとc　⑧ 正しいものはない

問2　次の記述(1)～(5)の　27　～　34　に最も適当なものを＜解答群＞から
　　選べ。ただし，同じものを繰り返し選んでもよい。また，　27　と
　　28　，　30　と　31　は解答の順序は問わない。

(1)　ベンゼンを　27　と　28　の混合物と反応させると，ニトロベンゼン
　　が生成する。

(2)　アニリンの希塩酸溶液を冷却しながら　29　の水溶液を加えると，塩化
　　ベンゼンジアゾニウムが生成する。

(3)　サリチル酸を　30　と　31　の混合物と加熱すると，サリチル酸メチ
　　ルが生成する。

(4)　ベンゼンスルホン酸ナトリウムに　32　を加えて融解すると，ナトリウ
　　ムフェノキシドが生じる。この水溶液に二酸化炭素を作用させると　33　が
　　できる。

(5)　アニリンに　34　を作用させると，酢酸とアセトアニリドが生じる。

＜解答群＞

① 亜硝酸ナトリウム　② メタノール　③ 無水酢酸

④ 酢酸　⑤ フェノール　⑥ 水酸化ナトリウム

⑦ エタノール　⑧ 塩酸　⑨ 濃硝酸

⓪ 濃硫酸

問3　炭素，水素，酸素からなる有機化合物 13.5 mg を完全燃焼させたところ，二酸化炭素 19.8 mg と水 8.2 mg が生じた。この化合物 3.03 g を水 100 g に溶解した水溶液の凝固点は −0.939℃ であった。この化合物の分子式を $C_xH_yO_z$ としたときの x, y, z の値をそれぞれ直接マークせよ。ただし，10 以上のときは⓪をマークせよ。また，水のモル凝固降下は 1.85 K・kg /mol とし，この有機化合物は電解質ではない。

x：　35　　　y：　36　　　z：　37

英　語

解答

30年度

I

〔解答〕

(A)　①
(B)　①
(C)　②
(D)　①
(E)　②
(F)　①
(G)　③

〔出題者が求めたポイント〕

(A)　第1段落によれば、
　1．文化的な違いを認識することは旅行者にとって有益だ。→ 第1段落最終文に一致
　2．世界中で、友人に贈り物を与えることは気前が良いと見なされる。
　3．多くの人がテーブルマナーを心配していない。
　4．外国における人々の行動は予測可能だ。

(B)　第2段落によれば、
　1．理想的な握手の仕方は国によって異なる。→ 第2段落最終文に一致
　2．中東諸国では、人々は握手を避ける。
　3．特に米国では、人々はほとんど握手をしない。
　4．我々は長い時間握手をするべきだ。

(C)　第3、第4段落によれば、
　1．会話空間はラテンアメリカと北米全体で同じだ。
　2．個人空間の文化的違いは人を不快にすることがある。→ 第4段落最終文に一致
　3．ラテンアメリカでは、誰もが話すときに腕の長さ分隔てて立つ。
　4．人の目をまっすぐ見つめることは、敬意を表す普遍的な方法だ。

(D)　第5段落によれば、
　1．中国では、贈り主の前で贈り物を開かないことが推奨される。→ 第5段落最終文に一致
　2．贈り物を受け取るとき、異なる文化の人々の行動はめったに異ならない。
　3．米国では、こっそりと贈り物を開くべきだ。
　4．3人の著者は、贈り物に文化的な違いはほとんどないと主張する。

(E)　第6段落によれば、
　1．主人は定刻前にパーティを始めた方が良い。
　2．ドイツでは、招待の時刻通りに行くのが適切だ。→ 第6段落第3文に一致
　3．定刻の定義を無視することが重要だ。
　4．アルゼンチンでは、礼儀正しい客は招待状の時刻きっかりに到着する。

(F)　第7、第8段落によれば、
　1．身体言語には、人の肩に体で触れることが含まれ

る。→ 第7段落は「身体言語」を述べる段落だが、第2文に「肩に触れる」ことが書かれているので、これが正解
　2．身体言語の文化的違いのせいで、人は心地よさを感じる。
　3．ジェスチャーの文化的違いは混乱を生まない。
　4．友人作りと旅行はビジネスの成功にとって良い。

(G)　この文の最も重要なメッセージは、
　1．挨拶や贈り物は、異文化間コミュニケーションの重要な要素だ。
　2．世界中どこでも、人と握手することは礼儀正しい。
　3．文化的違いについて学ぶことは、世界中で礼儀正しくあるために不可欠だ。→ 第8段落に一致
　4．文化的違いに関する多くのことはまだ知られていない。

〔全訳〕

[1]　ほとんどの人は、他人と一緒のとき、礼儀正しくありたいし、行儀よくいたい。礼儀正しいということは、挨拶の仕方と話しかけ方を知っていることを意味する。それは食事のマナーを心得ていることを意味する。それは贈り物の適切なやりとりの仕方を知っていることを意味する。しかし、ある国の丁寧な振る舞いが、世界の他の場所では不作法かも知れない。旅行者は、困惑を引き起こさないよう、礼儀正しさの文化による違いを理解する必要がある。

[2]　例えば、人は出会うと、しばしば握手する。握手はどのくらいの長さであるべきなのか？　相手の手を優しく、あるいはしっかり握るべきなのか？　米国では、人々は数秒間しっかりと握ることを好む。中東諸国では、人々は優しく長時間握る。握手は世界中で様々なのだ。

[3]　アイコンタクトはどうか？　一部の国では、目をまっすぐ見つめることで敬意を示す。世界の他の地域では、人を見つめることは不作法にあたる。敬意を表すために、人は地面に目を落とす。

[4]　個人空間の使い方にも文化的な違いがある。二人の人が話すとき、彼らは共に近くに立つべきか、あるいは遠くに立つべきか？　正確に彼らはどれほど近くに立つべきなのか？　例えば北米では、人はふつう会話中、ほぼ腕の長さ分だけ離れて立つ。しかし、中東やラテンアメリカの一部の国では、人々はもっと近くに立つ。ひとりが近くに立つのが好きで、相手が離れて立つのが好きだと、気まずくなることがある。

[5]　3人の作家が文化の違いについて『キス、おじぎ、握手』という本を書いた。その中で彼らは、挨拶、贈り物、そして時間について論じた。世界各地で、文化は贈り物について様々な考えを持つ。米国では、誰かがあなたに贈り物をくれたら、彼らがいる間にあなたはそれを開けるべきだ。そうすれば、彼らはあなたがそれを受け取ることがいかに嬉しいかを見ることができる。中国で

は、その人が去ってから贈り物を開けるべきなのだ。

［6］　もう一つの文化的違いは時間だ。誰かがあなたを午後6時の夕食に招待したら、あなたは何時そこに着くべきなのか？　早く、遅く、あるいはぴったり時刻通りに着くべきなのか？　ドイツでは時刻通りに到着することが重要だ。アルゼンチンでは、礼儀正しい夕食のゲストは通常、招待された時刻の30ないし60分後にやって来る。旅行中は、それぞれの国には、定刻について異なる定義があることを覚えておきなさい。

［7］　気をつけるべき最後の領域は、ジェスチャーを含む身体言語だ。人の肩に触れることは容認できるか？　どのように手を振ってさよならやこんにちはと言うのか？　人に「こっちに来て」と言うにはどんな身振りをするのか？　これらはすべて文化ごとに異なる。タイでは、手のひらで誰かの頭に触れるのは失礼だ。米国の「こちらに来い」というジェスチャーは、一部の国では動物を呼ぶためだけに使われる。

［8］　あなたが、他国で暮らす、働く、あるいは勉強するなら、言語を学ぶことは重要だ。しかし、文化の違いについて学ぶことも重要だ。これにより、あなたは礼儀正しくなり、良い印象を与えることができる。あなたの周りの人々は、心地よく尊敬されていると感じるだろう。礼儀正しさと良いマナーは、友人作りにも、旅行にも、そしてビジネスにも、良いものなのだ。

Ⅱ
〔解答〕
8　④
9　③
10　③
11　③
12　③
〔出題者が求めたポイント〕
8　Oh, yes「ええ」と肯定した後なので、「バレンタインデーが人気だ」という内容の④が正解。
9　子供のバレンタインデーの様子なので、「キャンデーをあげる」という内容の③が正解。
10　具体例として「男の子がガールフレンドにプレゼントを買う」のだから、「カップルがバレンタインデーを祝う」という内容の③が正解。
11　直前の内容が「男から女へのプレゼント」なので、「日本と逆」という内容の③が正解。
12　直前の内容が「1か月後のホワイトデー」なので、「それは素敵な習慣」という内容の③が正解。
〔全訳〕
（日本人学生とアメリカ人学生がバレンタインデーについて議論している）
Mika　：アメリカでバレンタインデーは祝うの？
Tracy　：ええ、若者の間ではとても人気があるわ。
Mika　：どんな風に祝うの？
Tracy　：え〜と、学校で友だちにキャンディをあげる子供がいるわ。

Mika　：おいしそうね！
Tracy　：カップルの多くもバレンタインデーを祝うわ。例えば、男の子がときどきガールフレンドにプレゼントを買ってあげるの。
Mika　：それは興味深いわ。日本では逆なのよね。バレンタインデーには、ふつう女の子がチョコレートをボーイフレンドにあげるから。
Tracy　：それは面白い。
Mika　：そして、1か月後、少年が贈り物をガールフレンドに贈るの。
Tracy　：それは素敵な習慣ね。
Mika　：ええ、私もそう思うわ。

Ⅲ
〔解答〕
(A)　④
(B)　③
(C)　②
(D)　②
〔出題者が求めたポイント〕
(A)　dedicate oneself to 〜「〜に献身する」。to は前置詞なので、右は Ving になる。
(B)　either A or B「A か B」。
(C)　get＋O＋Vp.p.「O を〜してもらう」。have＋O＋Vp.p. と同意。
(D)　It is 〜 that …の強調構文。
〔設問訳〕
(A)　彼女は貧しい人を助けることに献身してきた。
(B)　ユカかケンジが今日の夕食を料理すべきだ。
(C)　私の CD プレーヤーは適切に作動しない。修理してもらう必要がある。
(D)　私の人生を永久に変えたのはその日だった。

Ⅳ
〔解答〕
(A)　②
(B)　②
(C)　①
(D)　③
(E)　④
〔出題者が求めたポイント〕
(A)　occur to 〜「〜に思い浮かぶ」。It は that 〜を指す仮主語。
(B)　behind 〜「〜に遅れて」。
(C)　be exhausted「疲れ果てている」。
(D)　be reluctant to V「〜したがらない」。
(E)　subscriptions「予約購読」。subsidies「補助金」。substances「実質」。suburbs「郊外」。
〔設問訳〕
(A)　彼がそんなに臆病だとは思いもしなかった。
(B)　いそげ、ジェーン！　我々は30分ほどスケジュールから遅れている。

(C) ごめん、私はもう歩くことができない。今日は疲れ
果てた。

(D) 動物園で、子供たちは動物を見るのをあまりに楽し
んだので帰りたがらなかった。

(E) 彼女はついに郊外に大きな地所を買った。

V

〔解答〕

(A) 22 ④　　23 ⑤
(B) 24 ③　　25 ⑥
(C) 26 ⑥　　27 ⑦
(D) 28 ③　　29 ⑤

〔出題者が求めたポイント〕

正解の英文

(A) More companies (will replace humans with robots in the near) future.

(B) The more (you study the better your grades will) be.

(C) (Nobody wants to be warned in the same) way over and over again.

(D) You must be careful of offers (that sound too good to be true).

化　学

解答

30年度

I

〔解答〕

問1　1　①　　2　⑤　　3　③
　　　4　⑨　　5　④

問2　(1)　②
　　　(2)　①
　　　(3)　③

問3　⑦

問4　④

〔出題者が求めたポイント〕

基本問題

〔解答のプロセス〕

問2　(1)　最外殻電子の数と価電子の数が一致しないのは，希ガス元素であるから，NeとHeの2つ。
　　　(2)　イオン化エネルギーが最も小さいのは最も陽イオンになりやすいアルカリ金属元素で，Na
　　　(3)　電子親和力が最も大きいのは最も陰イオンになりやすいハロゲンのCl

問3　鉄と亜鉛の物質量をx, yとすると，

$$\begin{cases} x+y=\dfrac{0.390}{22.4} & \cdots① \\ 56x+65y=1 & \cdots② \end{cases}$$

②－①×56　より，$y=\dfrac{0.025}{9}$

$$\therefore\ \ 65y=0.180\cdots\ \ \ \ \therefore\ \ 56x=0.819\cdots$$
$$\therefore\ \ 82\%$$

問4　それぞれの非共有電子対は，
　　①　$N_2\cdots2$組　　　　②　$H_2O\cdots2$組
　　③　$NH_3\cdots1$組　　　④　$CO_2\cdots4$組
　　⑤　$CH_4\cdots0$組

II

〔解答〕

問1　②

問2　(1)　⑦　　(2)　②　　(3)　④

問3　(1)　15　⓪　　16　⑤　　17　②
　　　(2)　⑦

〔出題者が求めたポイント〕

化学平衡，反応速度

問2　判断がつけにくい内容が多い

〔解答のプロセス〕

問1　単位時間当たりに，Aが分解する物質量の2倍だけBは生成している。よって$v_B=2v_A$

問2　(1)　a．例えば，1次反応は，反応速度が濃度に比例する。
　　　　　b．温度が高ければ，活性化エネルギーを超える分子の割合が増え，反応速度は高くなる。

c．正しい。

(2)　a．一般に個体は無視されることが多い。
　　　b．正しい。共通イオン効果などの例がある。
　　　c．どちらも小さくなるのが触媒である。

(3)　a．正しい。
　　　b．正しい。
　　　c．水素イオンの濃度はpHが小さいほど大きくなる。

問3　(1)　電離度0.0052なので，
　　　　　1.0mol/L×0.0052＝0.0052mol/L

(2)　$K_a=\dfrac{[CH_3COO^-][H^+]}{[CH_3COOH]}=\dfrac{c\alpha\times c\alpha}{c(1-\alpha)}=c\alpha^2$

$\therefore\ \ 1.0\times(0.0052)^2=2.70\cdots\times10^{-5}$

III

〔解答〕

問1　⑤

問2　③

問3　②

問4　④

〔出題者が求めたポイント〕

無機化学(ハロゲン)

〔解答のプロセス〕

問1　①　Cl_2は常温で気体，Br_2は液体，I_2は固体である。
　　②　酸化力は，この3種では，Cl_2が一番強い。
　　③　HF以外は強酸。
　　④　いずれも光と反応して黒ずむ。
　　⑤　正しい。

問2　①　$2F_2+2H_2O\longrightarrow4HF+O_2$
　　②　ヨウ素は無極性分子のため，水にはほとんど溶けない。
　　③　正しい。
　　④　アルミニウムと塩酸の反応で発生するのはH_2。
　　⑤　常温で気体なのは，F_2とCl_2のみ。

問3　①　ヨウ素は水に溶けないが，ヨウ素イオンを含む水よう液には溶ける。
　　　　　$I_2+I^-\longrightarrow3I^-$
　　②　正しい。
　　③　臭素の方がヨウ素より酸化力が強いので，Br_2とI^-が反応する。
　　　　　$Br_2+2I^-\longrightarrow2Br^-+I_2$
　　④　ヨウ素は常温では黒紫色の固体である。
　　⑤　最も激しく反応するのはF_2。

問4　①　塩素は水に溶けるが，発生するのはHClとHClO。O_2が発生するのはF_2である。
　　②　塩素の単体は黄緑色である。
　　③　マンガンの単体ではなく，酸化マンガン(Ⅳ)。
　　　　　$MnO_2+4HCl\longrightarrow MnCl_2+Cl_2+2H_2O$

④　正しい。
⑤　教科書知識ではないが，④が正しいとわかるので除外される。

Ⅳ

〔解答〕

問1　(1)　⑦　　(2)　③　　(3)　⑦　　(4)　②
問2　(1)　27・28　⑨と⓪
　　　(2)　29　①
　　　(3)　30・31　②と⓪
　　　(4)　32　⑥　　33　⑤
　　　(5)　34　③
問3　35　②　　36　④　　37　②

〔出題者が求めたポイント〕

有機化学

〔解答のプロセス〕

問1　(1)　a．正しい。
　　　　　b．c．フェノールのヒドロキシ基は，ベンゼン環での置換反応を起こしやすくする性質がある。どちらも正しい。
　　　(2)　a．エタノールの酸化で生成するのはアセトアルデヒド。
　　　　　b．アルデヒドは還元性をもつ。
　　　　　c．正しい。
　　　(3)　a．正しい。厳密には毒性があるのは酸化によって生じるギ酸だが，メタノールも有毒とされる。
　　　　　b．正しい。
　　　　　c．正しいが，工業的にはアルコール発酵の方がメジャーである。
　　　(4)　a．クレゾールは，C_7H_8O
　　　　　b．正しい。
　　　　　c．フタル酸は $C_8H_6O_4$
問2　(1)　ニトロ化なので濃硝酸と濃硫酸の混合物をえらぶ。
　　　(2)　ジアゾ化なので，亜硝酸ナトリウムをえらぶ。
　　　(3)　メチル(エステル)化なので，メタノールと濃硫酸をえらぶ。
　　　(4)　アルカリ融解。生成するナトリウムフェノキシドは炭酸より弱い酸の塩なので，フェノールが生成する。
　　　(5)　アミド化なので無水酢酸。選択肢の中にはふつうの酢酸も含まれるが，アニリンは水にとけにくいので酢酸とは混ざりにくく，反応性に乏しい。
問3　C：$\dfrac{12}{44} \times 19.8 = 5.4$mg

　　　H：$\dfrac{2}{18} \times 8.2 = 0.91\cdots$mg

　　　O：$13.5 - (5.4 + 0.91\cdots) = 7.19\cdots$mg

　　　C：H：O$= \dfrac{5.4}{12} : \dfrac{0.91}{1} : \dfrac{7.19}{16} = 1 : 2 : 1$

よって，分子式は$(CH_2O)_n$，分子量は$30n$
また，凝固点降下から，この化合物の分子量をNと

すると，

$$0.939 = 1.85 \times \dfrac{3.03/N}{0.1} \qquad N = 59.69\cdots$$

よって，$n = 2$
よって，この化合物は $C_2H_4O_2$

武庫川女子大学　薬学部(推薦)入試問題と解答

令和 5 年 5 月 29 日　初版第 1 刷発行

編　集　みすず学苑中央教育研究所
発行所　株式会社ミスズ　　　　　　　　　　定価　本体 3,100 円＋税
　　　　〒167─0053
　　　　東京都杉並区西荻南 2 丁目 17 番 8 号
　　　　　　　　ミスズビル 1 階
　　　　電　話　03 (5941) 2924 (代)
印刷所　タカセ株式会社

●本シリーズ掲載の入試問題について、万一、掲載許可手続きに遺漏や不備があると思わ
　れるものがありましたら、当社までお知らせ下さい。
●乱丁・落丁等につきましてはお取り替えいたします。
●本書の内容についてのお問合せは、具体的な質問内容を明記のうえ、ハガキ・封書を
　当社宛にお送りいただくか、もしくは下記のアドレスまでお問合せ願います。
　〈 お問合せ用アドレス：https://www.examination.jp/contact/ 〉

ISBN978-4-86492-974-5